SLEEP STRATEGY

一日の休息を最高の成果に変える

睡眠戦略

世界のビジネスエリートが
取り入れる「7つの眠り方」

角谷リョウ
14万人以上の睡眠を改善してきた超回復コーチ

PHP

あなたにとって
「最高の睡眠時間」は
どれぐらいですか？

この問いに、瞬時に答えられる方がどれだけいるでしょうか。
では、もう1つ質問します。

何時に寝て
何時に起きるのが
ベストですか？

22時に寝ると調子がいい？
それとも深夜2時に寝るほうが好調かも？
起きるのは5時？　7時？
人によっては12時という方もいるでしょう。

じつはこれらの問いには、答えがありません。

なぜなら、あなたが置かれた環境や状況、
成し遂げたいこと、人生の何を重視したいか——
等々によって、最適な睡眠は全く異なるからです。

本書では、
ビジネスパーソンにとって
「強力な武器」となりうる
7種類の睡眠法をお伝えします。

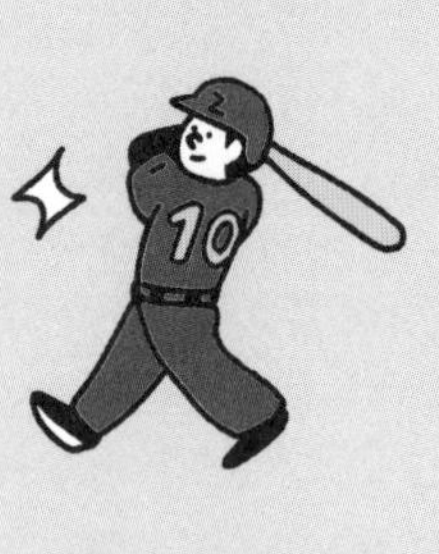

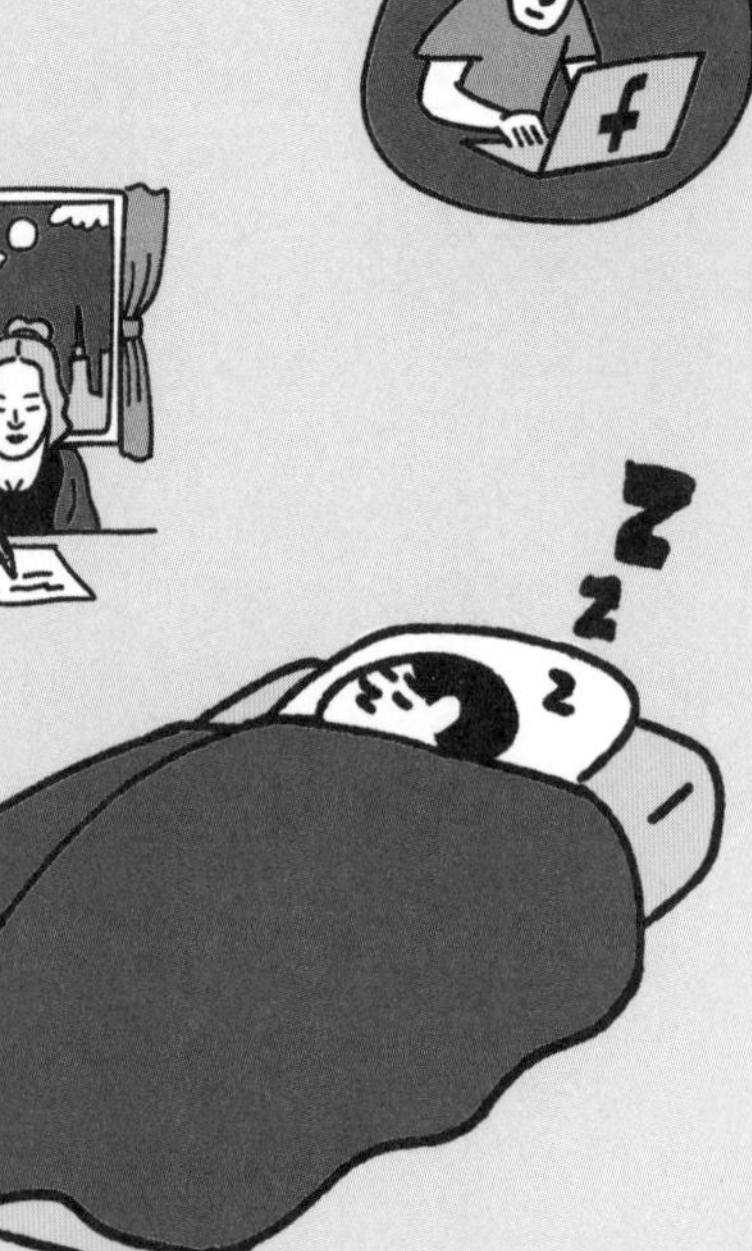

長眠、短眠、二分割睡眠……

これら「7つの武器」を戦略的に使い分け、狙った通りに最高のパフォーマンスを発揮する。

この全く新しいアプローチこそが、最高の睡眠なのです。

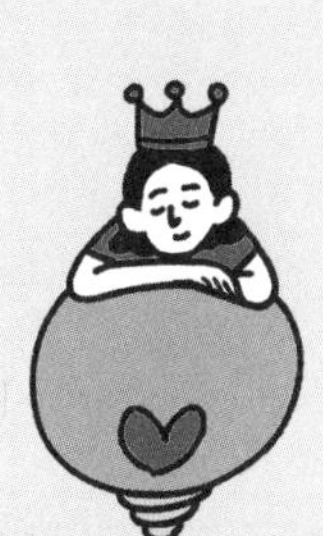

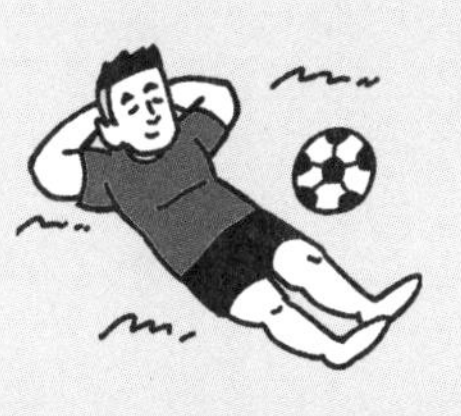

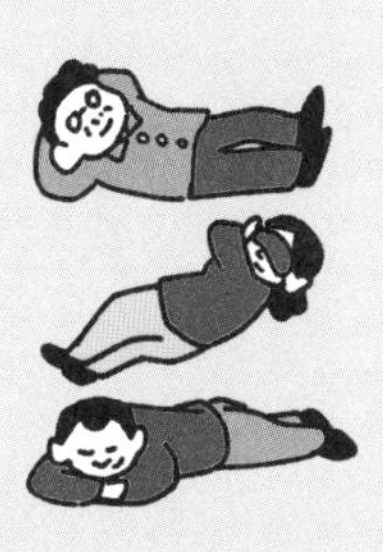

はじめに　睡眠は「目的」ではなく「手段」です

皆さんこんにちは。角谷（すみや）リョウと申します。

私は超回復コーチとして、これまでに約14万人のビジネスパーソン、経営者、スポーツ選手などの睡眠を改善するお手伝いをしてきました。

このうち約1万人の方々に対しては、いわばパーソナルコーチとしてお一人おひとりの目的や悩みに合わせたコーチングができた一方で、企業や組織の単位で要請を受けて指導にうかがう場合は集団での指導にならざるを得ず、きめ細かなコーチングができないことにもどかしさを感じてきました。

日本では、ビジネスパーソンの多くが十分な睡眠を取れていないことに悩んでおり、集団コーチングではどうしても「足りていない睡眠を取れるようにする＝マイナスをゼロにする」という部分にフォーカスせざるを得ません。

また、世の中には数え切れないほどの「睡眠本」がありますが、そのほとんどは「足りていない睡眠を取れるようにする＝マイナスをゼロにする」方法にとどまっています。

つまり、**現実に多くの人が睡眠不足に悩んでいるため、睡眠の改善そのものが「目的」になってしまっているわけです。**

大谷翔平やザッカーバーグが高いパフォーマンスを発揮できる理由

もちろん、睡眠の質を改善するだけでも、大きな効果を得られます。

しかし私は、**睡眠とは自身のパフォーマンスを最大化するための「手段」であるべき**だと考えています。

「自分は十分な睡眠を取れている。睡眠には何の不満もない」。

そう感じている人であっても、自身が置かれた局面に合わせた最適な睡眠を選んで実行することで、これまで手にしたことのない果実を得ることができます。

ビル・ゲイツやマーク・ザッカーバーグ、大谷翔平選手やクリスティアーノ・ロナウド選手など、各界でトップを極めた人たちは例外なく、睡眠をうまく「利用」しながら高いパフォーマンスを発揮しています。

ビジネスパーソンが置かれる状況は人生の中でも、1年の中でも多種多様ですし、自分自身が「こうありたい」と願う姿も、その時々で変わります。

- ビジネスの成功を最重要課題として、自身の限界を超える出力で働き続けたいとき
- 自分の能力や才能を大きく伸ばし、超一流へと成長したいとき
- 仕事よりもパートナーや家族、自分自身の幸福感を最大化したいとき
- 子育てなどに時間を取られつつも、最大限のパフォーマンスを追求したいとき
- 本業に加え、副業や資格取得にも十分な時間と労力をかけたいとき

あなたが直面する様々な状況に応じて使い分けることができ、高いパフォーマンスへと導いてくれる――それが「睡眠戦略」です。

■睡眠を武器にすると……

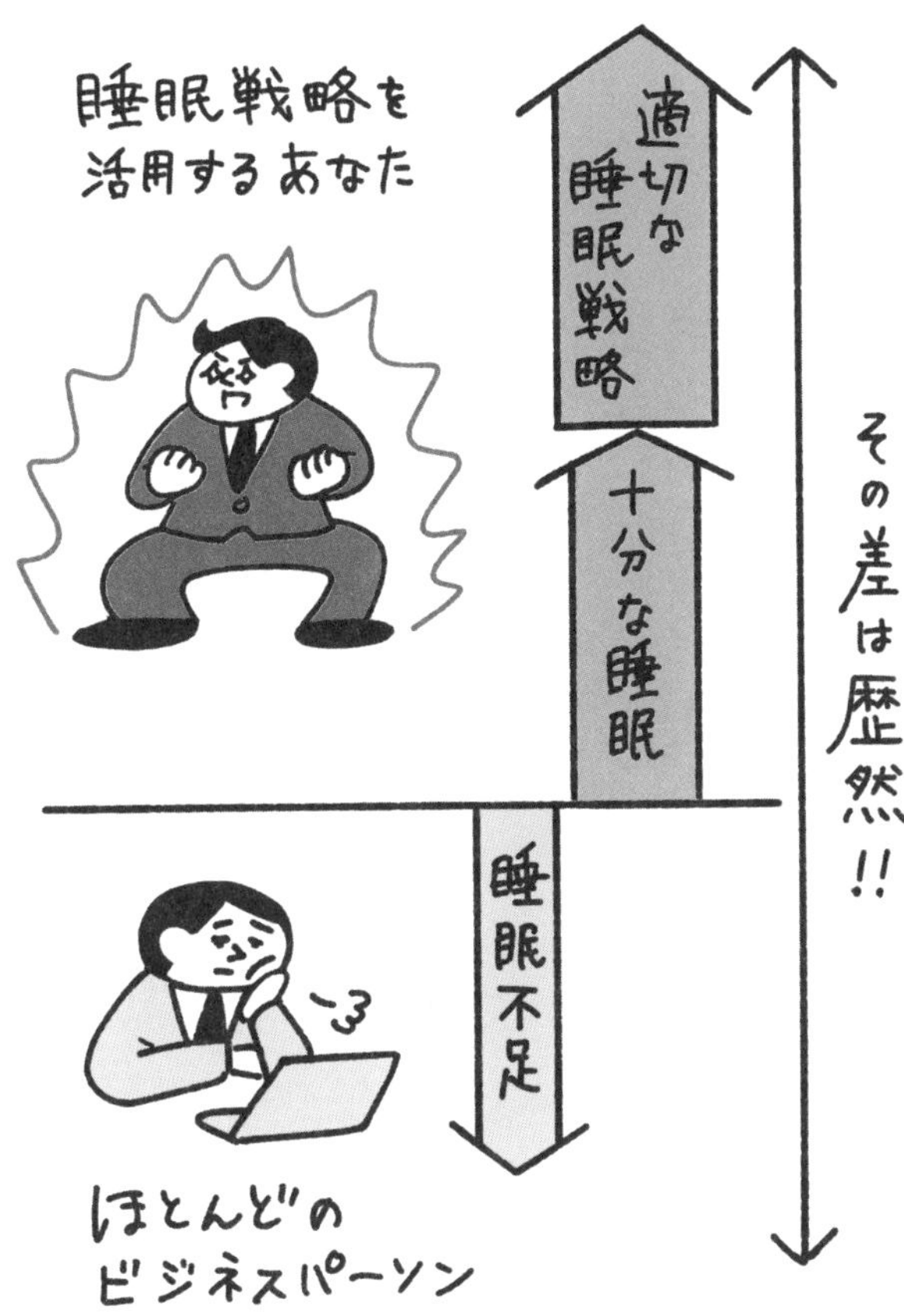

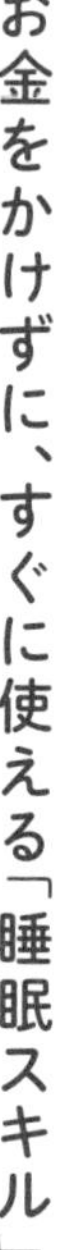

お金をかけずに、すぐに使える「睡眠スキル」

自身のパフォーマンスを今よりも高めたいと考える人には、様々な方法が用意されています。

筋トレやランニングで体を鍛えることや、食事の内容を改善することなどがその代表格でしょう。ヨガなどで集中する方法を学んだり、ビジネス書を読みあさったりという方もたくさんいらっしゃいます。

ただ、それらはいずれも費用や手間がかかりますし、結果が出るレベルまで継続するためには強い意志も必要になります。

しかし、**睡眠戦略は違います。基本的に無料でできますし（数千円程度の小さな投資は必要ですが）、誰でも、いつでも導入できます。**

しかも、多くの人は「睡眠を武器として戦略的に使う」という考え方そのものを知らない上に、そもそも質のよい睡眠さえ取れていません。

あなたが睡眠戦略を自在に使いこなすことができれば、世界を席巻するビジネスエリートたちと同様、周囲の人たちに圧倒的な差を付けることができるのです。

本書では、具体的な睡眠戦略を7つのケースに分け、誰でも再現できるメソッドとして紹介していきます。


あなたが最高のパフォーマンスを発揮し「超一流」に近づくために必要なのは、努力でも気合いでもなく、最適な睡眠戦略を選ぶことなのです。

日本は世界有数の「睡眠研究」先進国

日本のビジネスパーソンは睡眠時間が先進国で最も短い（2021年、OECD統計）という調査結果はよく知られています。

睡眠不足による損失が最も大きい一方で、日本は睡眠研究の分野で世界のトップを独走する「睡眠研究先進国」でもあることはご存じでしょうか。

まず、睡眠の分野で世界の先頭を走る2人の研究者は、ともに日本人です。

一人は、**世界最古の睡眠研究拠点であり、現代の睡眠研究の礎（いしずえ）を築いたスタンフォード大学睡眠生体リズム研究所の西野精治（せいじ）所長**です。

著書の『スタンフォード式　最高の睡眠』（サンマーク出版）は睡眠に興味を持った人なら誰もが手に取る大ベストセラーになりました。

もう一人が、**睡眠と覚醒を制御する神経伝達物質「オレキシン」を発見し、将来のノーベル賞候補と言われている柳沢正史（まさし）・筑波大学国際統合睡眠医科学研究機構（IIIS＝トリプルアイエス）機構長**です。

オレキシンには脳の覚醒スイッチをオンにする役割があり、オレキシンの働きを抑える新しい睡眠薬が多くの人々の睡眠を手助けしています。

この柳沢さんを中心に2012年に設立されたのが世界最高峰の睡眠研究機関、IIISです。

ＩＩＩＳには年間５～20億円の補助金が投入されており、私たち日本国民は次々に生み出される最先端の研究成果の恩恵をいち早く受けられる立場です。

西野さんやＩＩＩＳの存在は、日本全体の睡眠研究のレベルを大きく底上げしています。私自身も日本睡眠学会の会員であり、研究の進歩に微力を尽くしている一人です。

ですから、**この本は間違いなく今世界中にあるどの睡眠本よりも科学的で先進的だと断言できます**。どうぞ安心してお読みいただき、実践ください。

前置きが長くなりました。

それでは早速、７つの睡眠戦略を一緒に学んでいきましょう。

序章

睡眠戦略を成功に導く「講義と準備」

講義

準備

お約束

第1章

戦略❶ 超絶回復力で猪突猛進！ ザッカーバーグの「短眠戦略」

第2章

戦略❷ 幸福とアイデアにあふれる♥
エリザベス女王の「快眠戦略」

注意点

第3章

戦略❸ 超一流へぐんぐん成長↑
大谷翔平の「長眠戦略」

注意点

第4章

戦略④ 深夜に無敵の時間を作る★ 黒柳徹子の「二分割睡眠戦略」

第5章 戦略❺ 細切れでも頭すっきり♪ クリスティアーノ・ロナウドの「多分割睡眠戦略」

第6章

戦略⑥ 自分の時間を生きる@マドンナの「フレックス睡眠戦略」

第7章

戦略⑦ みんなで眠って、いいチーム◎ ラリー・ペイジの「チーム睡眠戦略」

7つの睡眠戦略メニュー

本論に入る前に、あなたの武器となる7つの睡眠戦略をご紹介します。それぞれの戦略の詳細と具体的な導入スキルは第1～7章でご説明します。

1 超絶回復力で猪突猛進！ザッカーバーグの「短眠戦略」

→67ページ

フェイスブック（現Meta）を創業し、世界最大のソーシャルネットワークサービスへと成長させた天才経営者マーク・ザッカーバーグをはじめ、世界中の著名な実業家たちが創業当初に実践していた戦略です。

疲れ知らずで常に火事場の馬鹿力全開。毎日忙しすぎてぐったりという人はまずこれをやってみるべきです。

ザッカーバーグはかつて、1日5時間程度しか寝ずに働いていることで知られていました。※1

フェイスブックを瞬く間に時価総額で世界トップ10に入る巨大企業へと成長させたその手腕や能力は、もはや人類史上に残るレジェンドです。一方で、映画『ソーシャル・ネットワーク』で描かれた若き日のトラブルメーカーぶりは、短眠戦略の副作用の典型例。短眠は、使いこなすのに注意が必要な戦略でもあります。

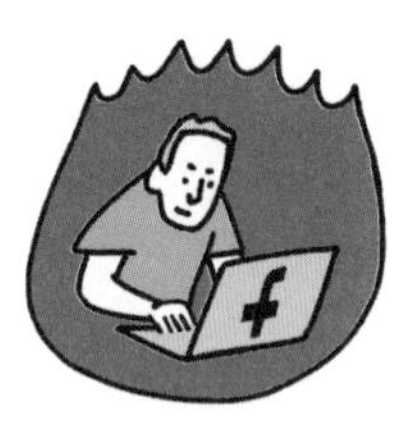

こんな人におすすめ

「目標達成のために短期間に集中して働きたい」

実践者

アンゲラ・メルケル（ドイツ元首相）、盛田昭夫（ソニー創業者）ら

2 幸福とアイデアにあふれる♥
エリザベス女王の「快眠戦略」

→105ページ

1952年の即位から2022年に亡くなるまでの70年間、その行動力とチャーミングな笑顔でイギリスだけでなく世界中の人々を虜(とりこ)にし続けたエリザベス女王は、活力の源泉として睡眠をことさら大切にしていたことでも知られています。

要人との面会から諜報活動の報告確認まで様々な公務を抱える中でも、午後11時には必ずベッドに入り、毎日8時間半の睡眠を確保。※2 冬場は湯たんぽを愛用するなど睡眠の質にもこだわり、特にぐっすりと眠りたい時は最愛の夫であるフィリップ殿下と別々のベッドで寝ていたという逸話も伝わっています。

このような快眠戦略のメリットは、心の底からわき上がるような幸福感を得られ、周囲との人間関係を改善してくれること。ガツガツした欲が消え、長期的な視点や斬新なアイデアが得られるようになります。

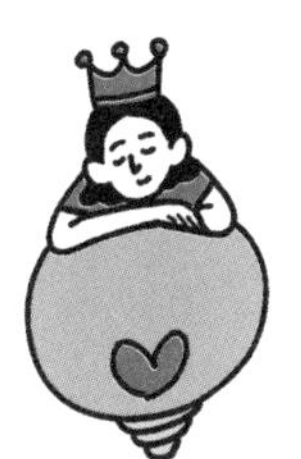

こんな人におすすめ

「人間関係に悩んでいる」「もっと面白いアイデアを出したい」

実践者

ビル・ゲイツ(マイクロソフト創業者)、ウォーレン・バフェット(投資家)

3

超一流へぐんぐん成長↑ 大谷翔平の「長眠戦略」

→145ページ

投打二刀流の活躍でスポーツ選手として史上最高額の契約を勝ち取るなど唯一無二の存在である大谷翔平選手は**毎晩10時間眠り、しかも昼間も時には自分専用のマットレスを球場に持ち込んでまでたっぷりと昼寝をとる長眠戦略で知られています。**※3

ただ寝ているだけで成功するわけではありません。起きている間のトレーニングで脳と身体を極限まで追い込むことで、眠っている時間さえもトレーニングの一環としてフル活用し、脳や運動神経、筋肉の急激な成長を促す戦略です。

打者としては規格外のパワーでホームラン王を勝ち取り、投手としては次々に新たな球種を習得して屈強なメジャーリーガーたちをキリキリ舞いさせる。漫画の主人公でもありえないほどの活躍を支えるカギは、起きている時間と眠っている時間の両方を自在に使いこなす長眠戦略にあると言えます。

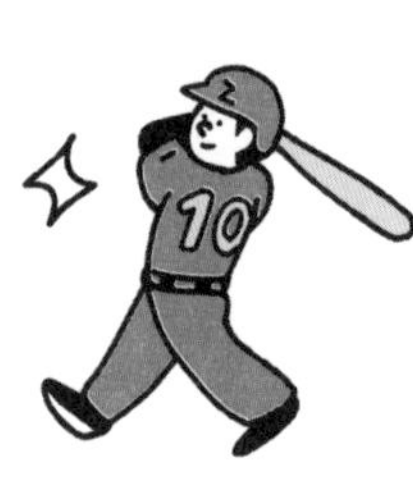

こんな人におすすめ

「本気で自分自身を変革し、超一流へと脱皮したい」

実践者

藤井聡太（棋士）、アルベルト・アインシュタイン（理論物理学者）

深夜に無敵の時間を作る★ 黒柳徹子の「二分割睡眠戦略」

→185ページ

テレビの草創期から第一線で活躍し続け、司会を務める『徹子の部屋』の放送回数で3回、著書『窓ぎわのトットちゃん』の発行部数で1回と、計4度のギネス世界記録に認定された黒柳徹子さん。まさに人間離れした活躍を続ける黒柳徹子さんを支えているのが、**睡眠を2回に分け、深夜に自分だけの時間を作る二分割睡眠戦略です**。黒柳さんはインタビューで、午後11時ごろに顔も洗わず服だけ脱いで眠り、3時間ほどで一度目を覚まして活動してからまた眠るという睡眠法を明かし、「すごく気分がいい」と話しています。※4

この戦略は子育て中の人にも最適。子どもを寝かしつけながら自分も1度目の眠りを取り、夜中に目覚めて自由な時間を手に入れることができます。脳がすっきりした最高の状態で活動できるので、副業も資格取得も思いのままです。

こんな人におすすめ

「子育てと仕事、本業と副業など2つのことを両立させたい」

実践者

なかやみわ（絵本作家）、小川彩佳（キャスター）

5 細切れでも頭すっきり♪ クリスティアーノ・ロナウドの「多分割睡眠戦略」

→217ページ

世界で最も優れたサッカー選手に贈られる「バロンドール」5度受賞など、史上最高のアスリートの一人に数えられるクリスティアーノ・ロナウド選手は、**「1回90分の睡眠を1日5回」という多分割睡眠戦略**を採り入れていると言われています。

ロナウド選手の睡眠を指導するニック・リトルヘイルズ氏によると、試合が日中だったり夜だったりとまちまちなプロスポーツ選手が最高のパフォーマンスを発揮するには、毎日同じ時間に就寝し同じ時間に起床するよりも、90分の眠りを1サイクルとして、それを適切なタイミングで取る方法がふさわしいそうです。※5 多くの動物がこのような眠り方をしていることから、自然に近い睡眠という考え方もあります。

細切れの眠りでもストレスを感じずに済むこの戦略は、授乳が必要な0歳児を育てている両親に最適です。

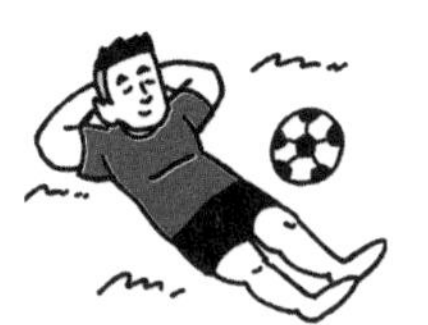

こんな人におすすめ

「不規則な勤務体系のためまとまった睡眠が取れない」

実践者

レオナルド・ダ・ヴィンチ
（発明家・芸術家）

6 自分の時間を生きる@マドンナの「フレックス睡眠戦略」

→241ページ

65歳で迎えた2023～2024年にも自身12回目のコンサートツアーを成功させるなど、今なお「クイーン・オブ・ポップ」の称号をほしいままにする歌手のマドンナは、**毎日午前4時に就寝する夜型の生活であることを明かしています。**[※6]

理由は、「夜に生まれた人は夜が一番クリエイティブになれるから」だそう。科学的な根拠はともかく、自身の信念を貫く生き方、そして眠り方が、長年にわたって輝きを保ち続け、今も世界中のファンを惹(ひ)きつける一因なのは間違いありません。

実は、**9割の人は自身の「夜型・朝型」といった睡眠スタイルを自由に変えることができます。**睡眠時間の長短も大切ですが、仕事や生活のパターンに合わせ、本当にふさわしい時間帯に眠るフレックス睡眠もビジネスパーソンにとって不可欠な戦略。自身の優先順位を主体的に考えるきっかけにもなります。

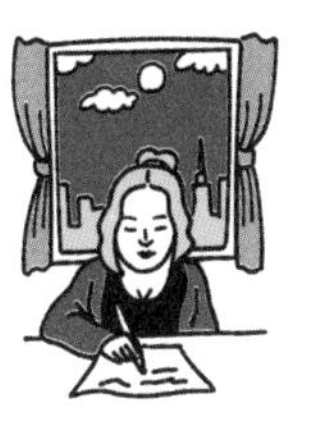

こんな人におすすめ

「自分にとって最適な睡眠スタイルを見つけたい」

実践者

ティム・クック（アップルCEO）、スティーブン・スピルバーグ（映画監督）

7 みんなで眠って、いいチーム◎ ラリー・ペイジの「チーム睡眠戦略」

→279ページ

世界最大のネット企業の一つ、グーグル（現アルファベット）の共同創業者ラリー・ペイジは、オフィスの環境に強いこだわりを持っていることで知られています。[※7]

そんな彼が「創造性と交流を促進する空間を開発するために最善を尽くした」と胸を張るグーグル本社は無料の食堂などに加え、社員が自由に仮眠を取れるようソファやハンモック、カプセル型でぐっすりと眠れる「昼寝ポッド」まで設置されています。

ラリー・ペイジのモットーは「アイデアは年齢より重要」。メンバーの睡眠が足りていなければ、独創的なアイデアを生み出すことなどできないというわけです。

チーム睡眠は、組織を率いているリーダーが自分一人ではなく部下の睡眠も改善し、組織全体のパフォーマンスを最大化する、いま、大注目のリーダー術です。

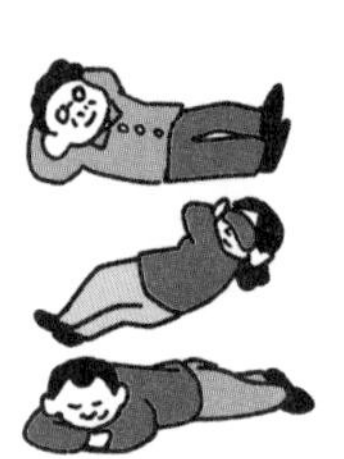

こんな人におすすめ

「メンバーのパフォーマンスを最大化したい」

実践者

南場智子（DeNA創業者）、フィル・ナイト（ナイキ創業者）

本書の読み進め方

7つの戦略はどれも、効果は折り紙付き。あなたも実践あるのみです。

本書は、これまでに存在した睡眠本のように、ただ「良い眠りを得る方法」を紹介する本ではありません。

あなたにとって、質の良い睡眠をとることはスタートラインにすぎません。そこから一歩も二歩も進んで、あなた自身が現在置かれている状況や本当に発揮するべきスキル、いま大切にするべきものが何なのかを真剣に考え、そのためにはどのような睡眠を取ればいいのかを考えていただきます。

序章では基礎的な理論についてご説明し、第1章からは7つの戦略について詳しい効

果や具体的な実行方法を説明しています。

❶自分自身にとってどの戦略が最適かを見極めたい方や、基礎からしっかりと睡眠について学びたい方は、序章から順に読み進めてください。

❷紹介した7つの戦略のうち、「これを試してみたい」と心に響いたものがあった方は、ぜひその戦略の章から読み進めていただいてもかまいません。

❸「この戦略は自分の眠り方に近いな」と感じられた方は、その章で自身の眠りを理論的に分析し、アップデートするのも良いと思います。

最後に大事なことをお伝えします。**「この睡眠戦略を使う」と決めたら、1カ月程度は続けていただくことをお勧めします。**

7つの戦略はいずれも最新の科学的治験に基づいているので、正しく続ければ間違いなく効果が得られます。

「睡眠時無呼吸症候群」に効果のあるマウスピースを作成できる、日本で数少ない睡眠歯科医師の小林充典先生からは次のような「お墨付き」をもらっています。

「毎日の生活における睡眠の質の向上は、健康に寄与することを多くの人は知っています。本書にある、実例紹介のあるわかりやすい科学的根拠に基づいた7つの睡眠法を知ることで、あなたに合った、心身の健康を支え、日々のパフォーマンスを最大化する手助けとなる睡眠法を知ることができるでしょう」


また、医療法人美明会理事長の林宏明先生からは、

「日中のパフォーマンスをアップすることを考えた時に、そしてメンタリティをポジティブに保つために、日常で最も大切なのは前夜の睡眠に他なりません。業務形態や内容によっては様々な睡眠のパターンを余儀なくされることは誰しもあるはずです。本書において7つにわたる睡眠を提示することにより、各人がより良いパフォーマンスを得るための『案内人』に著者はなってくれます」

といった言葉も。ぜひ安心して、新しい睡眠にもチャレンジしてみてください。

ただし、合う合わないの個人差は当然あります。睡眠の質が下がったら、無理せず中断するようにしてくださいね。

※1 https://www.entrepreneur.com 'Do You Get More Sleep Than Elon Musk, Jeff Bezos and Winston Churchill?'

※2 https://www.harpersbazaar.com jp/「エリザベス女王が健康のために守っている12の人生訓」

※3 ２０１９年3月8日「スポニチアネックス」

※4『Domani』２０１７年8月号

※5『世界最高のスリープコーチが教える究極の睡眠術』ニック・リトルヘイルズ著・鹿田昌美訳

※6 https://www.vogue.co.jp/「夜型のマドンナ、就寝時間は午前4時」

※7 https://www.morningfuture.com 'Larry Page: "Want to change the world? Have fun"'

序　章

睡眠戦略を成功に導く「講義と準備」

具体的な睡眠戦略の手法をお伝えする前に、睡眠が持つ基本的な効果を理解しましょう。

ハイパフォーマンスをもたらす睡眠の機能を知っておくと、実行に移しやすくなります。睡眠戦略の効果を倍増させるためにも、ぜひご一読ください（手っ取り早く睡眠戦略のノウハウを知りたいという方は序章を読み飛ばしても構いません）。

大原則 1

「回復」だけでなく、「進化」するために寝る

――認知症予防、運動神経の発達、美容……睡眠が持つ「6つの効果」

睡眠が持つ効果には大きく分けて「回復」と「進化」があり、それぞれ「身体」「脳」「メンタル」に作用します。

つまり、睡眠には次の6つの効果があるということになります。

- 身体の回復　筋肉の疲労からのリカバリー、お肌や髪の再生、けがの治癒など
- 身体の進化　筋肉や関節の増強、運動神経の発達による新しい動きの習得など
- 脳の回復　脳の疲労からのリカバリー、眠気解消、認知症の原因物質の除去など
- 脳の進化　新たな知識の整理・定着、新しい動きや思考の習得、創造性の向上など

■眠りが持つ６つの効果

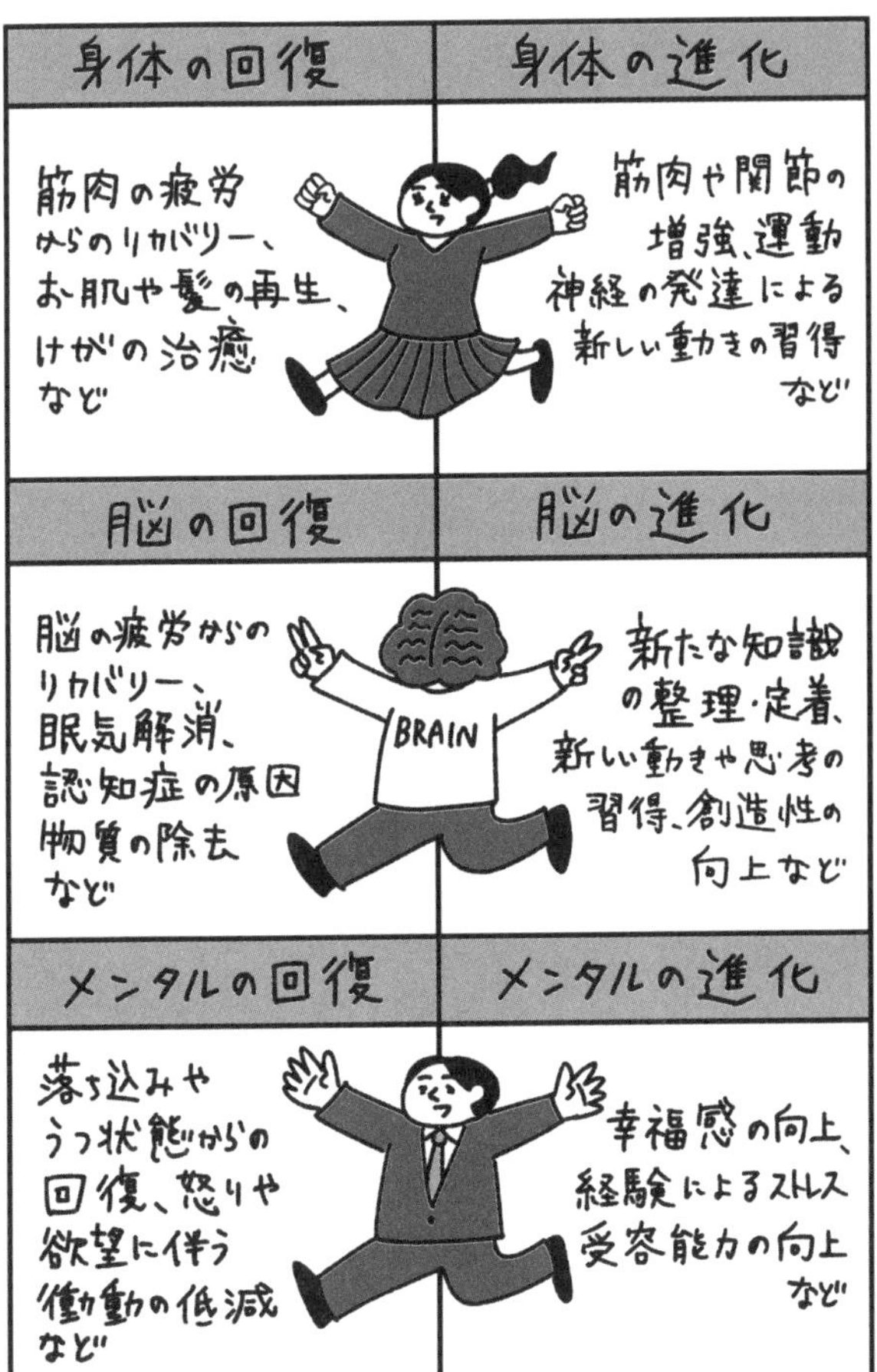
身体の回復
身体の進化
筋肉の疲労
からのリカバリー、
お肌や髪の再生、
けがの治癒
など
筋肉や関節の
増強、運動
神経の発達による
新しい動きの習得
など
脳の回復
脳の進化
脳の疲労からの
リカバリー、
眠気解消、
認知症の原因
物質の除去
など
BRAIN
新たな知識
の整理・定着、
新しい動きや思考の
習得、創造性の
向上など
メンタルの回復
メンタルの進化
落ち込みや
うつ状態からの
回復、怒りや
欲望に伴う
衝動の低減
など
幸福感の向上、
経験によるストレス
受容能力の向上
など

- メンタルの回復　落ち込みや鬱状態からの回復、怒りや欲望に伴う衝動の低減など
- メンタルの進化　幸福感の向上、経験によるストレス受容能力の向上など

睡眠が持つ回復効果については、みなさんも日常的に経験されていると思いますし、睡眠が認知症の原因物質の１つ「アミロイドβ」の排出に関わっているという研究結果も耳にされたことがあるでしょう。お肌や髪を美しく保つために睡眠が重要といわれるのも、日中に受けた様々なダメージからの回復が必要だからです。

進化の効果については、最新の睡眠研究で睡眠が記憶を定着させ、運動神経を発達させることが確かめられています。次項から、そのメカニズムについてもう少し掘り下げて学びます。

大原則

2

なぜ寝ているあいだに記憶が定着するのか

――睡眠の状態は「脳波」でわかる

睡眠の状態は、主に脳波を調べることでわかります。

脳波は、脳が発する微弱な電流を頭皮などに取り付けた電極で読み取ったもので、文字どおり波のような形に記録されます。

脳波は大きく分けて、波長が短い方から「ベータ波」「アルファ波」「シータ波」「デルタ波」の4種類があります。

ちなみにアルファとベータの順番が逆になっているのは、脳波研究の黎明期にハンス・ベルガーという人が最初に発見したのがアルファ波だったためです。

「アルファ波」は浅い眠り、「デルタ波」は深い眠り

4つの脳波は、基本的には波長が短いほど覚醒した状態、長いほど深い睡眠に陥っている状態の時に記録されることがわかっています。

ベータ波は完全に覚醒しているとき、アルファ波はリラックス状態からごく浅い睡眠のときに現れます。

シータ波は浅い睡眠時に現れる脳波ですが、深い瞑想中などにも見られることが知られています。

そして、**睡眠の深さを知るための指標となっているのがデルタ波で、この値が高いほど深く質がいい眠りが取れているとされます。**

まずはザックリで構わないので、次ページの図にある、脳波と眠りの深さの関係を頭

■脳波と眠りの深さの関係

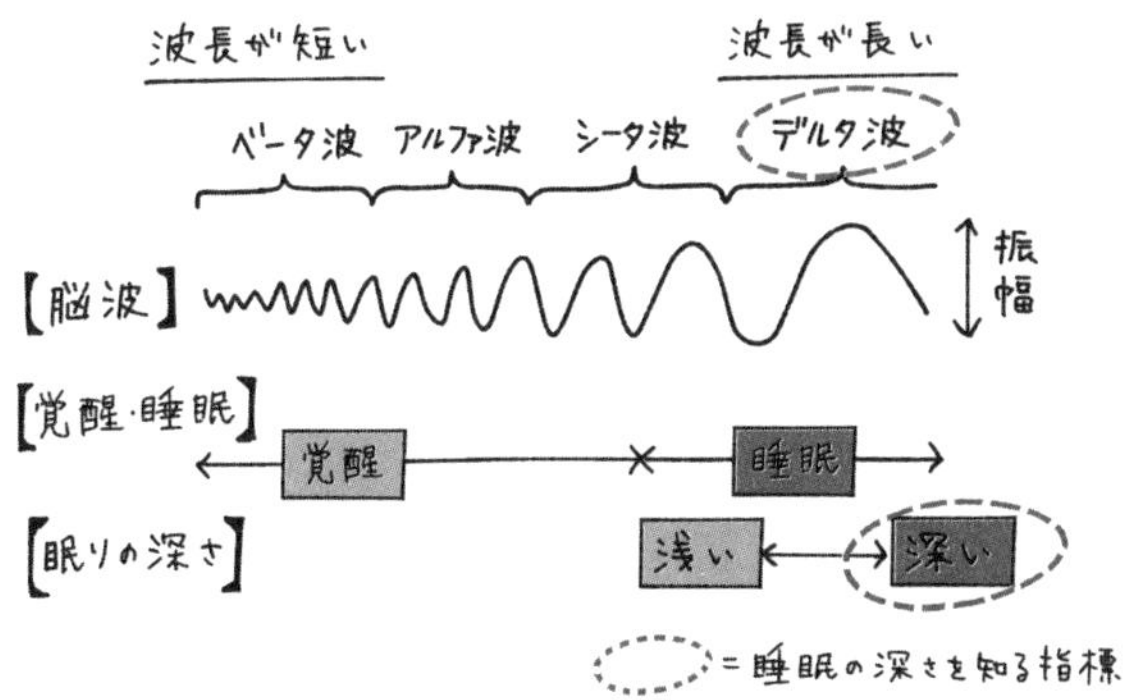

に入れておいてください。これで本書の理解が深まります。

脳波は人間でも動物でも比較的簡単に測定できるため、たとえば「お母さんに巣へと運ばれている子ネズミはデルタ波を発している」とか「激しい運動のあとの睡眠ではデルタ波が出やすい」といった様々な観察結果が外的要因と睡眠との相関関係を明らかにするきっかけとなり、睡眠研究を発展させてきました。

大原則
3
最新研究で明らかになった「浅いノンレム睡眠」のすごい役割
――3つの睡眠を使い分けよう

睡眠には、大きく分けて「レム睡眠」「浅いノンレム睡眠」「深いノンレム睡眠」の3種類があり、それぞれ効果が異なります。

1 レム睡眠

レム睡眠の間、筋肉は弛緩（しかん）している一方、脳は活発に活動しています。「レム」とは「rapid eye movements（速い目の動き）」の略で、眼球も活発に動きます。夢を見るのは、このレム睡眠のときです。最新の研究で、**レム睡眠はメンタルを安定させたり、人間らしい情緒を生み出したりする作用に大きく関わっている**ことがわかってきました。また、レム睡眠が少ないと様々な病気にかかりやすくなるという相関関係もわかっています。

■ 3 つの睡眠の周期例

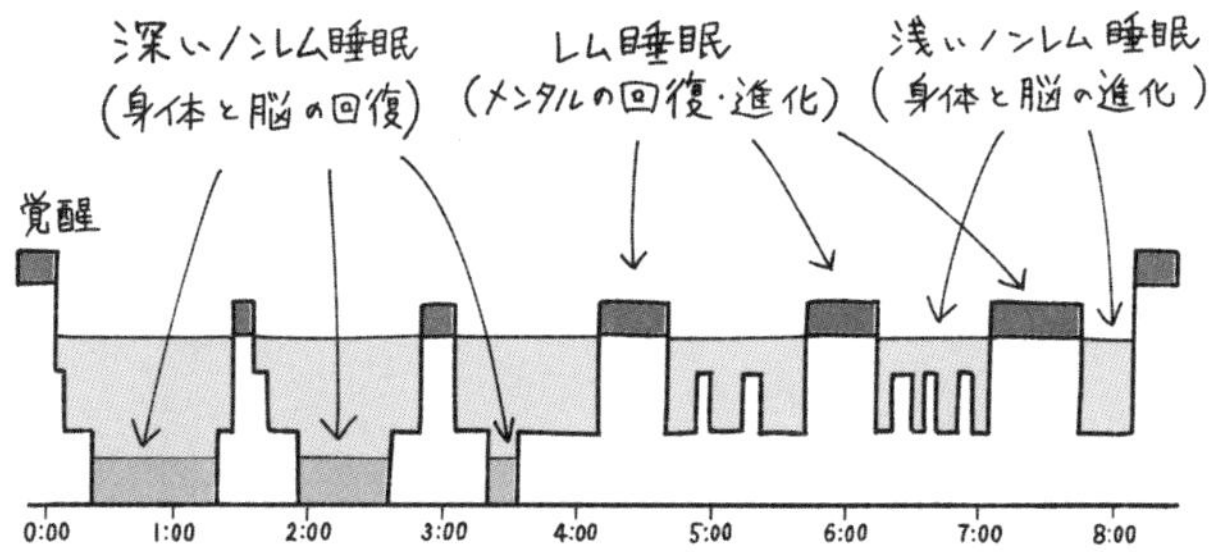

3 つの眠りの効果は互いに重なり合っているが、
いずれも大事な役割を果たしている
（どれもおろそかにできない！）

2 深いノンレム睡眠

深いノンレム睡眠については古くから研究が進んでおり、**成長ホルモンの分泌を促し、身体と脳を回復させる効果が確かめられています。**生命を維持していく上で欠かすことのできない、最も基礎的な機能を担う眠りと言えます。

3 浅いノンレム睡眠

浅いノンレム睡眠は睡眠全体の半分以上を占めるにもかかわらず、その効果は長年未解明のままでした。最新の研究結果では、**浅いノンレム睡眠の間に出る特殊な脳波が、記憶の定着や運動神経の発達に関わっている**ことがわかってきました。身体と脳の「進化」に重要な役割を果たしていると言えます。

３つの眠りの効果は互いに重なり合っていますが、いずれも重要な役割を持っていることは間違いありません。**本書で扱う７つの睡眠戦略の中には、３つのうち深いノンレム睡眠だけを追求するものも含まれていますが、１つの戦略を長く続けると副作用を招く可能性がある点には注意が必要です。**

計画1 睡眠戦略を決め、カレンダーに記入する

――3～6カ月単位、1～3年単位の計画を立てよう

お待たせしました。ここからは、いよいよ、どの睡眠戦略を選べばいいか一緒に検討していきます。

7つの戦略をいつ、どう使うか。それこそが睡眠戦略の肝になります。

第一歩として、**あなた自身の仕事に合わせて「いつ、どの戦略を導入するのか」を決め、カレンダーに書き込んでいきます。**巻頭の付録（ワークシート あなただけの睡眠戦略を立てよう！）**を開きながらお読みください。**

各戦略は、年間スケジュールや生活サイクルに合わせて3～6カ月単位で短期的に使うこともできますし、人生のステージに合わせて1～3年単位で長期的に使うこともできます。なお、**戦略を切り替えるときは1週間の移行期間が必要です**（詳細は64ページ）。

〈睡眠戦略の導入例〉

例1

- 10〜12月の繁忙期は圧倒的なパフォーマンスで長時間働ける「短眠戦略」を導入し、1〜3月は「快眠戦略」で心身の疲れを癒やし家族との関係を修復する。

例2

- 日照時間が長い6〜8月は「フレックス睡眠戦略」で朝5時半に起床する。
- 起業したり新規事業を立ち上げたりしたとき、「○年○月まで」と期間を決めて「短眠戦略」を採り入れ、他のすべてを犠牲にしてでも仕事に打ち込む。
- 次のステージに上がるため1年間は「長眠戦略」で自身のスキルアップを最優先する。

例3

- 自身やパートナーが出産予定なら、育休を取る期間をあらかじめ決めておき、それぞれの育休期間は「多分割睡眠」を導入して子育ての中心を担う。

自身の仕事や家族の状況を見極め、最適な睡眠戦略を選択することこそ、ビジネスの熾烈(しれつ)な競争、そして人生に勝利する最短距離です。

■例１　10～12月の繁忙期は短眠、１～３月は快眠、
６～８月はフレックス睡眠で５時半起床

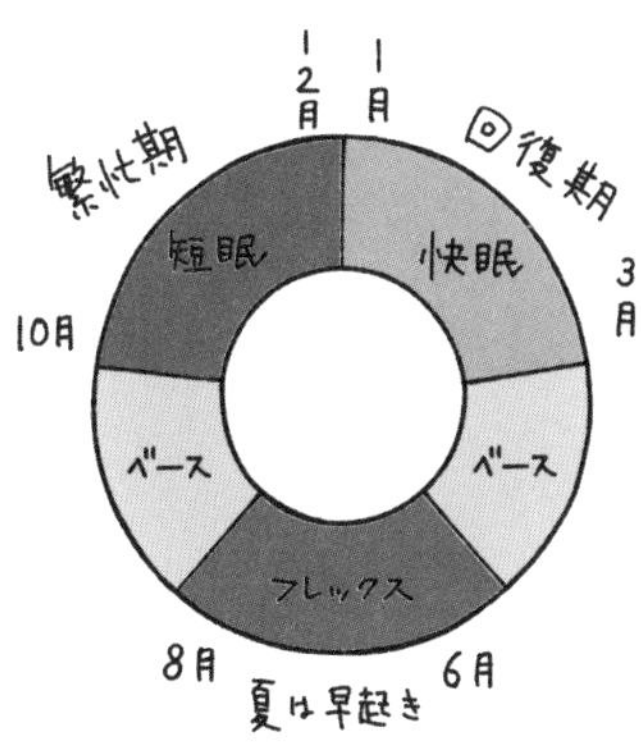

■例２　起業から３年間は短眠、軌道に乗ったら快眠

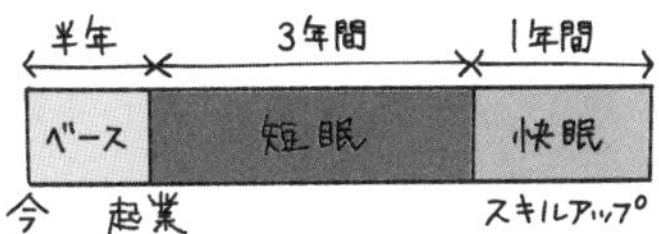

■例３　夫婦で子育ての主役を交代

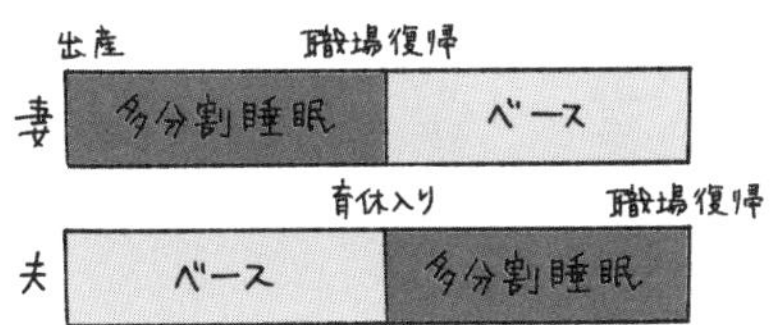

睡眠戦略を成功に導く「講義と準備」

テスト1 ベースとなる睡眠状態は大丈夫？

――「戦略」を実行するのは、2つのテストをクリアしてから

7つの睡眠戦略を使いこなすためには、まずあなたのベースとなる睡眠の状態を確認しておく必要があります。睡眠戦略を使いこなすには、大前提として、健康的に生活できる最低限の睡眠を取れていなければならないからです。

まずは、医療機関でも使われる信頼性の高いテストで、あなた自身の睡眠を確認しましょう。

55〜56ページに**「エプワース眠気尺度」と「アテネ不眠尺度」という2つのテストを掲載しましたので、そちらを受検してください。**

所要時間は2つ合わせて10分程度です。

「昨日は珍しく遅くまで飲んでいたから……」といった日では普段の状態がわかりませんので、できるだけ普段通りに眠れた日に受けることをおすすめします。

エプワース眠気尺度

睡眠時無呼吸症候群（ＳＡＳ）は日中に強い眠気を感じたり、居眠りをしてしまうことがあります。「エプワース眠気尺度」は、日中の眠気の程度を調べる質問票です。もし以下の状況になったとしたら、どのくらいうとうとする（数秒～数分眠ってしまう）と思いますか？　以下の状況になったことが実際なくても、その状況になればどうなるかを想像してお答えください。当てはまる点数（０・１・２・３）を○で囲み、合計してください。睡眠時無呼吸症候群（ＳＡＳ）の可能性を診断することができます。

	どんなときに眠くなりますか？	眠ってしまうことはない	時に眠ってしまう	しばしば眠ってしまう	ほとんど眠ってしまう
1	座って何かを読んでいるとき（新聞、雑誌、本、書類）	0	1	2	3
2	座ってテレビを見ているとき	0	1	2	3
3	会議、映画館、劇場などで静かに座っているとき	0	1	2	3
4	他の人の運転する車に1時間以上続けて乗っているとき	0	1	2	3
5	午後に横になって、休憩をとっているとき	0	1	2	3
6	座って人と話をしているとき	0	1	2	3
7	昼食後（飲酒なし）、静かに座っているとき	0	1	2	3
8	座って手紙や書類を書いているとき	0	1	2	3

合計＿＿＿＿＿＿

［1～4点］……睡眠がとれています
［5～10点］……睡眠が少し不足しています
［11点以上］……睡眠がかなり不足しています

アテネ不眠尺度(AIS)不眠症の自己評価

過去1カ月間に、少なくとも週3回以上経験したものを選んでください。

1	寝床についてから実際に寝るまで、時間がかかりましたか？	0	いつもより寝つきは良い
		1	いつもより少し時間がかかった
		2	いつもよりかなり時間がかかった
		3	いつもより非常に時間がかかった、あるいは全く眠れなかった
2	夜間、睡眠の途中で目が覚めましたか？	0	問題になるほどのことはなかった
		1	少し困ることがある
		2	かなり困っている
		3	深刻な状態、あるいは全く眠れなかった
3	希望する起床時間より早く目覚めて、それ以降、眠れないことはありましたか？	0	そのようなことはなかった
		1	少し早かった
		2	かなり早かった
		3	非常に早かった、あるいは全く眠れなかった
4	夜の眠りや昼寝も合わせて、睡眠時間は足りてましたか？	0	十分である
		1	少し足りない
		2	かなり足りない
		3	全く足りない、あるいは全く眠れなかった
5	全体的な睡眠の質について、どう感じていますか？	0	満足している
		1	少し不満である
		2	かなり不満である
		3	非常に不満である、あるいは全く眠れなかった
6	日中の気分はいかがでしたか？	0	いつもどおり
		1	少し滅入った
		2	かなり滅入った
		3	非常に滅入った
7	日中の身体的および精神的な活動の状態は、いかがでしたか？	0	いつもどおり
		1	少し低下した
		2	かなり低下した
		3	非常に低下した
8	日中の眠気はありましたか？	0	全くなかった
		1	少しあった
		2	かなりあった
		3	激しかった

合計 ＿＿＿＿＿＿

[1～3点]・・・睡眠がとれています
[4～5点]・・・不眠症の疑いが少しあります
[6点以上]・・・不眠症の可能性が高いです

テストの結果はいかがでしたか？

本書では、「エプワース眠気尺度」で4点以下、「アテネ不眠尺度」で3点以下を及第点とします。

両方のテストで及第点を取れた方は、現状で必要十分な睡眠が取れており、7つの戦略を身につける準備が整った状態です。

次項でウェアラブルデバイスの使い方を身につけたら、早速第1章に進んでいただいてかまいません。

睡眠の及第点

エプワース眠気尺度：4点以下

アテネ不眠尺度：3点以下

今後新しい戦略を採り入れるときは、現在の睡眠スコアを維持できることを基準にしていきます。

どちらか一方でも及第点に達しなかった方は、第1章に進む前にまず、及第点の眠りを手に入れる必要があります。

次項では、あなたの睡眠を自動的に計測し、採点してくれるウェアラブルデバイスをご紹介しています。まずは、自分の睡眠を見直すことから始めてください。

テスト
2
ウェアラブルデバイスで「自分の睡眠」を知る
―デバイスの採点で「60点以上」をめざす

今後睡眠戦略を使うためには、自分が及第点の睡眠を取れているかどうかを常に確かめておく必要があります。

前項では2つのテストで睡眠の状態を調べましたが、**現代では市販のウェアラブルデバイスで自身の眠りの状態を簡単に知ることができます。デバイスの採点で100点満点中60点以上取れれば、及第点とみてかまいません。**

ウェアラブルデバイスを選ぶ際のポイントは？

広く使われているウェアラブルデバイスを次ページの表にまとめました。

睡眠を計測・採点できる主なウェアラブルデバイス（2024年4月段階）

ブランド	機種	価格帯	特徴
オーラ	OURA Ring Heritage	4万3,000円〜	指輪型で邪魔にならない、高価格
アップル	Apple Watch SE	3万4,800円〜	高機能だが電池もち難あり、高価格
ガーミン	vivosmart 5	1万8,000円〜	高機能で電池長もち、価格やや高め
フィットビット	Inspire 3	1万2,000円〜	信頼あり、アプリが1年後から有料に
ファーウェイ	Band 8	7,000円〜	安価で信頼十分、デザインは好み分かれる
シャオミ	Smart Band 8	6,000円〜	機能性は十分、さらに低価格の時も

各機種に共通するのは、睡眠中の心拍数と、心拍変動＝リラックスの度合いを計測してくれる機能です。

スマホのアプリでも「睡眠計測」をうたっているものがありますが、多くは呼吸音などを拾っているだけで心拍を計測していないので、正確さの面ではウェアラブルデバイスが圧倒的に上です。

私のイチオシは、ガーミンです。

実際に私も日常で使っていますが、ストレス状態をリアルタイムで計測してくれるほか、体力の状態を示す「ボディーバッテリー」値の表示や、睡眠状態を詳しく分析した毎朝の「モーニングレポート」の表示など機能が充実しており、無料のアプリで長期間にわたって記録が確認できるのも魅力です。

上位機種はトレーニング向けの機能が豊富なので、体を動かす人には最適です。

数千円で手に入るファーウェイ、シャオミの中国ブランド製品も、睡眠を計測するという機能には問題ありません。外観や画面内のデザインが日本人の感覚とやや合わないと感じる人もいますが、気にならないなら候補に入ると思います。

読者のみなさんにも所有者が多いであろうアップルウォッチは、睡眠を100点満点で採点する機能がなく、アップル社以外の別アプリが必要です。また、毎日睡眠計測に使うには、電池のもちが問題になりそうです。

テスト 3

寝る前スマホ、「寝間着＝スウェット」は危険信号！

――ベースの睡眠を改善する10のポイント

2つのテストで日頃の睡眠が及第点に達していなかった方や、ウェアラブルデバイスで60点以上の眠りを得られていない方は、左の各項目を実践して、ベースとなる睡眠を改善しましょう。

〈睡眠を改善する10のポイント〉

□寝る前に肩周りと足首をストレッチする
□寝室を整頓・清掃しておく
□夜、40～41度の湯船に浸かる
□就寝の1時間前から、室内の照明をやや暗くする
□就寝の15分前からスマホは禁止。枕元にスマホは置かない

□就寝2時間前に温かい白湯(さゆ)やハーブティーを飲む（↓89〜90ページ）
□重い食事は就寝4時間前までに（↓88ページ）
□寝る前に5分間の瞑想を行う（↓129ページ）
□夫婦のベッド（マットレス）は別々に（↓84ページ）
□スウェットよりパジャマを選ぶ（↓202ページ）

これらを試しつつ、今と同じ睡眠時間でウェアラブルデバイスの点数を確認します。体が変化に慣れるまでは逆にスコアが悪化することもあるので、1週間〜10日程度は続けましょう。

60点に届かない場合、予定をやりくりして睡眠時間を少しずつ増やしてみることで、ほとんどの方が睡眠の改善を実感できるはずです。

睡眠の改善については、自著『働くあなたの快眠地図』（フォレスト出版）も参考にしてください。

それでも改善しない場合、**何らかの強いストレスを感じていたり、睡眠時無呼吸症候**

群など、医療的なケアが必要な状態になっていたりする可能性があります。

近年は、街の内科医などでも専用の機器を貸し出し、睡眠時無呼吸症候群の症状の有無を高い精度で調べる「簡易ＰＳＧ検査」を実施していますので、気軽に相談してみてください。

また、最低基準以下の睡眠を改善するヒントが詰まった「睡眠リセットプログラム（入門編）」動画を無料でご提供いたします。ＱＲコードより、ぜひご活用ください。

https://utage-system.com/p/136g2Yt4C9J9

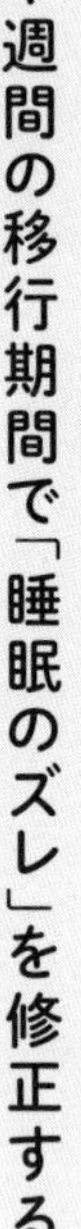

51ページでお伝えした通り、**新しい睡眠戦略を採り入れるときは、1週間の移行期間を設ける必要があります。**

各戦略の具体的な導入方法は第1～7章でご説明していますが、移行時期の1週間は十分な睡眠が取りにくく、万全のパフォーマンスを発揮することが難しくなりますので、重要なスケジュールは入れないようにした方が賢明です。

移行期間は、単に睡眠戦略を変えるだけでなく、「今日から仕事に全力投球する」とか、「仕事中心の繁忙期から生活を楽しむ時期に」といったふうに、気分や生活のあり方も大きく切り替える必要があります。

打ち上げやショッピング、サウナなど、人によって様々な切り換え方はありますが、精神のモードをがらっと変えるのは、実はなかなか難しいものです。

そこでおすすめなのが、「転地効果」を利用することです。

一般に、人は100キロ以上離れた場所に滞在すると心理的にも日常から切り離された感覚を得ることができると言われていますので、移行期間にはぜひ、生活圏から離れた場所に行って気分をリフレッシュするようにしましょう。

決まった時間に寝られなかったときの対処法

もう一つ、ベースの睡眠の時期であれ何らかの戦略を使っている時期であれ、ふとしたきっかけで生活リズムが乱れてしまうことはよくあります。

たとえば、夜10時に寝る習慣があったにもかかわらず、友人とのつきあいがあり深夜に帰宅した。在宅勤務をベースにした睡眠スタイルだったのに、急な出張が入ってしまった。

このようなときは、**「翌日までの間にリズムを回復する」**ことが鉄則です。

もしも夜更(よふ)かししてしまった場合、翌日は日中や夕方に眠気が襲ってくるものですが、そこで眠ってしまうと脳が睡眠を求める「睡眠圧」が下がってしまい、いつもの時間に就寝できません。

就寝時刻が後ろにずれると当然起床がつらくなり、翌日また眠気が襲い、その夜も眠れなくなり……という悪循環に陥ってしまいます。

前日の睡眠不足で眠気が襲ってきても、仮眠は絶対に25分までにしてください。その後は何とか眠気を堪え、普段よりも1～2時間早い時間に就寝するようにします。

仮眠は25分まで。就寝時間まで眠気に耐え、生活リズムを元に戻す。この基本を絶対に忘れないでください。

第1章

戦略❶
超絶回復力で猪突猛進！ザッカーバーグの「短眠戦略」

短眠戦略とは

最初にご紹介するのは、睡眠時間を1日5時間前後に抑え、活動時間を増やす短眠戦略です。

単純に活動できる時間が増えるだけでなく、心身ともに仕事モードに入ることができ、通常では考えられないほど高いテンションと集中力でバリバリと大量の仕事をこなすことができます。

フェイスブック（現Meta）のマーク・ザッカーバーグ氏、ドイツのメルケル元首相、パナソニック創業者の故・松下幸之助ら、数え切れないほどの成功者たちがこの戦略を使っていたことからもわかるように、社会人初期や起業した直後など、人生の転換期に大きな成果をつかみたい人にとってマストな戦略と言えるでしょう。

短眠戦略を使うことで、まず日中の活動時間を増やすことができます。

しかも、正しい短眠を行えば睡眠不足でぼんやりするといったことも起きず、常にフルパワーで働き続けることが可能になります。

さらに、短眠は興奮状態をもたらすドーパミンとアドレナリンという2つの脳内物質を大幅に増大させます。

その結果、**単に長く働けるだけでなく、集中力が高まり、数多くの仕事を積極的にこなすことができます。**

深いノンレム睡眠が持つ回復の効果をフルに使うので、前日の疲れから完全に回復し、疲れを次の日に持ち越すこともありません。

今まさに睡眠不足や疲労の蓄積に悩んでいるという人は、短眠を使えば疲労感をなくし仕事のパフォーマンスも大きく上げることができます。

ただ睡眠を短くするだけでは、パフォーマンスが低く集中できない状態でだらだらと働くことになり、あまり意味がありません。

正しい短眠を行うことで狙い通りに脳内物質を分泌させ、脳を「覚醒モード」へと切り替え、その状態で長時間働いてこそ短眠戦略の効果が発揮されるのです。

短眠はどういう人に向いているか

短眠戦略は、次のような状況の人に最適です。

〈短期的には〉

- 繁忙期に仕事をバリバリ片付けたい
- 普通ではこなせないほど仕事が溜まっている
- 効果が薄くても「数打ちゃ当たる」式のチャレンジが必要
- すでに決まっている目標を全力で達成したい
- 絶対に負けられないライバルがいる
- プライベートを犠牲にしてでも働きたい
- 「これだけの数をこなした」という実績を作る必要がある
- 昭和型の上司に気に入られる必要がある

- 受験や資格試験の追い込み

〈長期的には〉

- 起業したばかりで会社を成長軌道に乗せる必要がある時期
- 人生をかけた大勝負に出ている時期
- 新規プロジェクト立ち上げの直後
- 億万長者を目指し仕事に全力投球したい時期
- 何よりバイタリティーを求められる若手の間
- FIREを目指すなど一定期間に猛烈にお金を貯めたい

短眠は、とにかく仕事に打ち込み、最大限の成果を得たいときに最適な戦略です。
人生の「ここぞ」という場面に、必ずあなたを助けてくれるはずです。

Case Study 1

会社役員　三井さん（仮名・50代男性）の短眠戦略

三井さんは会社員だった30代後半のときパーソナルトレーナーとしての起業を目指しました。2年間短眠を取り入れ、最初の1年間で資格を取得し、2年目はダブルワークでトレーナーを始めました。

午前2時就寝・午前5時半起床で睡眠時間は3時間半でしたが、早めに始業して仕事を片付けたほか、昼休みに25分間の仮眠を取って日中のパフォーマンスも維持し、会社での評価や成績もキープしました。

早朝は持ち帰った会社の仕事と家事に使い、午前8時に出社して午後6時まで仕事。午後7時から就寝までの7時間が、勉強と副業の時間でした。

三井さんは狙い通り、短眠を始めて2年で会社と短眠の両方を卒業。半年後には会社員時代の収入を超え、2年で業界トップクラスのポジションと収入を得ました。トレーナーとしての幅をさらに広げ、今は会社経営者として活躍しています。

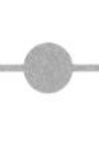

効果① 活動時間が増える

短眠の利点として、まず単純に仕事に充てられる時間が増えることが挙げられます。

第一三共ヘルスケアなどが展開する「年に一度の睡眠診断運動」は２０２３年、日本のビジネスパーソンの平均睡眠時間は６時間９分と公表しました。

短眠戦略で睡眠時間を5時間に短縮すれば、活動できる時間は1日あたり1時間9分増える計算です。

さらに、**正しい短眠を行うと、「眠っていないのにベッドにいる時間」が大幅に減ります**。寝る前にベッドでスマホを見ていたり、朝起きるときスヌーズをかけて二度寝、三度寝したりといった時間をなくすことで、**日中の活動時間を1日あたり2時間以上増やす**ことがこの戦略の目標です。

1日に活動できる時間が2時間増えれば1カ月で60時間ですから、実に2・5日分、活動し続けている時間が増える計算となり、効果は絶大です。

しかも、後述の通り睡眠不足を週末に繰り越さないため、休日にまとめて「寝だめ」をする必要がなくなります。

その結果、**週末も無理なく短眠が続けられ、「土日の朝はたっぷりと眠る」という人に比べて休日は1日4時間もの活動時間をプラスできる**のです。

1カ月に換算すると、週末だけで32時間以上。平日の1日2時間と合わせて、なんと1カ月あたり76時間以上も活動時間を上積みすることが可能です。

まさに、「時間は自分で作るもの」という金言を実現できるのが、短眠なのです。

効果②　回復効果を最大化できる

正しい短眠を実践すると、眠りに就いた直後から急激に眠りが深まり、3つの眠りのうちの1つ、「深いノンレム睡眠」が長い時間続きます。

序章で、深いノンレム睡眠は成長ホルモンの分泌を促し、疲労回復に効果があるとご説明しました。

短眠は睡眠時間の多くを深いノンレム睡眠にする戦略であり、言い方を変えると「回復効果に全振りした戦略」ともいえます。

短眠がもたらす「長い活動時間」と「激しい働き方」で疲れ果てた肉体を、最も効率的に回復させてくれるのも、やはり短眠なのです。

他の2つの睡眠（レム睡眠と浅いノンレム睡眠）が減ることによる影響は後述しますが、とにかく短眠は「回復する」という点では最強なので、その日の疲れを翌日以降に繰り越すことがありません。

睡眠不足が蓄積して心身に影響をきたす「睡眠負債」が起きにくいことが、週末も無理なく短眠を続けられるという結果につながるのです。

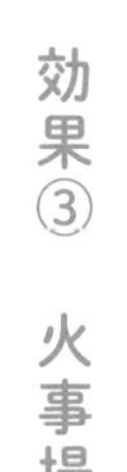

効果③　火事場の馬鹿力を出せる

短眠を続けると、アドレナリン、ドーパミンという2つの脳内物質が増大するという研究結果があります。

アドレナリンは、「闘争と逃走のホルモン」と呼ばれます。

生き物が生命の危機に瀕(ひん)したときに分泌され、脳を興奮させたり、筋肉に大量の血液を供給して素早く動けるようにしたり、痛みや疲れを感じにくくしたりする働きがあります。

短眠でアドレナリンの分泌を増やすことで、生命の危機に瀕したときと同様、心身が爆発的な力を発揮します。

意図して「火事場の馬鹿力」のような状態を作り出し、普段の自分では考えられないほどのパワーで働くことができます。

効果④　集中力アップ

ドーパミンは、「やる気」や「意欲」に大きく関わる神経伝達物質です。

集中力を増すことや、ポジティブな思考になることも知られています。

ドーパミンが増えると、困難な仕事にも敢然と立ち向かえるようになります。

「自分には難しいんじゃないか」と尻込みしたり、「あの見込み客は無理そうだなぁ」と気後れしたり、そんなネガティブな感情はふっとび、ポジティブ思考でぐいぐいと前進できる強いメンタルが手に入ります。

「あいつには負けたくない」といった強い気持ちから仕事への集中力も増大し、脇目も振らず黙々と課題を処理し続けることができるようになります。

先述したとおり、成功した経営者の多くが、勝負の時期に短眠戦略をとっていたことがわかっています。人生の中でどうしても結果を出さなければならないとき、最大限の努力をしなければならないときには、絶対に必要な戦略です。

短眠の事前準備 1

体より上方にある光源はすべて消す

――あなたの寝室が「スーパー回復ルーム」に大変身！

それでは、短眠を実現する具体的な方法を学んでいきましょう。

短眠を実現するために何よりも重要なのは、睡眠の質をとことんまで高めることです。

寝室は、ただ寝る場所ではありません。一日の疲れを取り、翌日の仕事に備える「スーパー回復ルーム」と考えましょう。

そのために、質の高い睡眠の妨げとなるものを徹底的に排除します。

神経質になる必要はありませんが、自身の価値観の中で睡眠の優先順位を上げることが大切。

睡眠環境を整える過程で「眠り＝回復」と強く意識することで、寝室に入ると速(すみ)やかに、体が眠りやすい状態に切り替わるようになります。

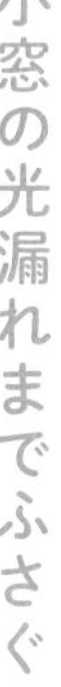

小窓の光漏れまでふさぐ

まずは、寝室の「光」に注目します。

人は目を閉じていても、まぶた越しに光を感じます。

眠っていたのに、誰かが部屋の電気を付けたことで目が覚めた経験、ありますよね。

そこで、自分の体より上方にある光源は、すべて消していきます。

カーテンは遮光性の高いものにします。光が入らないよう、丈もやや長めがいいでしょう。

上部の隙間からの光漏れを防ぐため、カーテンレールをすっぽり覆うレールボックスも取り付けてほしいところです。

天井や壁に明かり取りの小窓があったら、忘れずにふさいでおきます。

文字盤やデジタル表示が光るタイプの時計は使わず、カレンダーや時計が表示される

■就眠前に室内の光源をチェック！

カーテンは遮光で
レールボックス付き
小窓もふさぐ
光る時計×
10:31
スマホの常時点灯×
エアコンのLED×

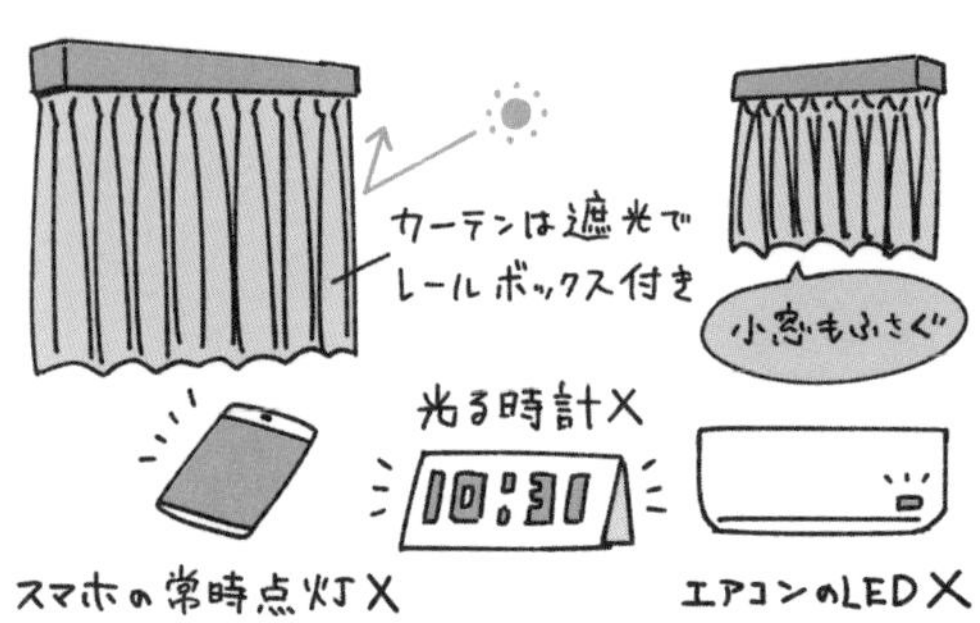

スマートフォンの常時点灯機能はオフにしてください。

エアコン本体や、電灯のスイッチ、空気清浄機などに付いている小さなＬＥＤも、ビニールテープなどでしっかりとふさぎましょう。

光源が目に入らない明かりは、明るすぎなければ大丈夫。

「真っ暗じゃ眠れない」という人は、床に置いたフロアランプなどの間接照明は消さなくてもかまいません。

短眠の事前準備 2

ノイズキャンセリング・スピーカーを設置する

――物音が改善されるだけで得られる睡眠効果

次は、音です。

音も光と同様、質のよい睡眠を妨げる大きな要素です。

ただ、音は感じ方の個人差が大きく、「物音は全然気にならないよ」という人は、そこまで念入りには対策しなくてもいいかもしれません。

これまでに物音で目が覚めたり、寝入りを妨げられたりしたことがある人は、十分な対策が不可欠。

まず簡単にできる対策として、耳栓を使ってみてください。

多種多様なサイズや機能のものがありますので、いくつか試して自分に合うものを選びましょう。

音の発生源は様々ですが、戸建ての場合は屋外の騒音、マンションの場合は隣の部屋の生活音や上階の足音が気になることが多いようです。

屋外からの音を防ぐには、厚手のカーテンが有効です。それでも防げない場合は、窓を二重ガラスに取りかえる手もあります。

マンションの隣室や上階からの音を防ぐには、ホームセンターなどで入手できる防音パネルが効果的です。

業者に防音工事をお願いするとかなりの金額がかかってしまいますが、防音パネルを買ってきてＤＩＹすれば数万円程度で対策が可能です。

部屋に置くと、気になる音を打ち消してくれる「**ノイズキャンセリング・スピーカー**」といった商品もあります（下図）。高級イヤホンに採用されている機能を発展させたもので、周囲からの音に逆の位相の音をぶつけることで音波を打ち消す仕組みです。

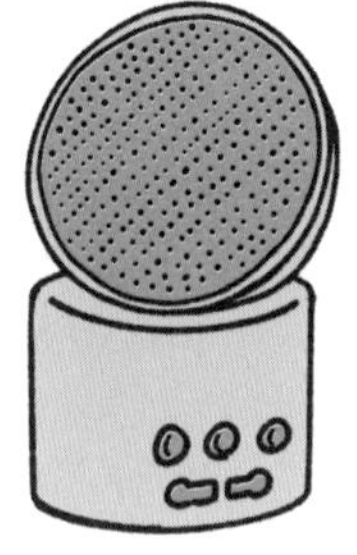

家族がいれば、寝室を別にするのも

これらの対策をしても音の侵入を防げない場合は、寝室を移動することも検討する必要があります。自宅の中で、隣室や上階、屋外の騒音が少ない部屋があれば、一時的にそこを寝室にしてみてもいいでしょう。

一人暮らしや賃貸住まいの方なら、いっそ転居することも選択肢です。短眠で得られる果実を考えれば、転居費用も許容範囲かもしれません。

家族と同室で寝ており、いびきなどが気になる場合は、先ほどご紹介したノイズキャンセリング・スピーカーが一定程度、役に立つようです。効果が実感できない場合は、短眠戦略を採っている期間に限って寝室を別にすることも必要かもしれません。

何より家族としっかり話し合い、短眠戦略を採りたい理由、その期間を説明して理解を得ることが重要です。

短眠の事前準備 3

寝返りしやすい寝具を選ぶ
――「低反発」マットレスは熟睡を妨げることも

続いては寝具です。

まずマットレスは、床に直接敷いて寝る場合、厚みが10センチ以上あるものを選びます。薄すぎると冬場に床からの冷気を防げず、眠りを妨げる要因になるからです。厚みが足りない場合、下にすのこなどを敷くことで補うことも可能です。

サイズも重要で、できれば1人につき、シングルではなくセミダブルサイズを使ってください。ダブルのマットレスに2人で眠るのはおすすめできません。

狙いは寝返りを打ちやすくすること。筋肉の疲労を取るだけでなく、熟睡にもつながります。

一方で、**寝返りの打ちやすさにこだわったプロアスリート向けの高級マットレスは、一般の人にはやや硬すぎる**ようです。

マットレスの硬さは、一般的な体格の人は「やや硬め」程度、小柄で軽量な方は「普通」程度を目安にしてください。体が沈み込む「低反発タイプ」は、寝返りを妨げることもあるので、あまりおすすめできません。

ちなみに、最近は高反発でも表層が柔らかく寝返りも打ちやすい多層構造のマットレスが出てきており、評判がいいです。

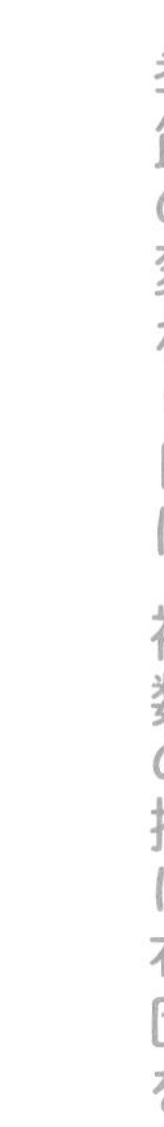

季節の変わり目は、複数の掛け布団を用意

続いて、体に掛けるものについてです。

重要なのは、室温に合わせた掛け布団を使うこと。

季節の変わり目は、日によって暑かったり寒かったりしがちなので、手の届くところに何種類かの掛け布団を用意しておき、寝ながらサッと取りかえられるようにしておきましょう。厚手の布団、薄手の布団、毛布などを用意しておき、取り替えたり組み合わせたりするハイブリッド式がおすすめです。

体調管理 1

「お酒を飲むのは〇時まで」と決める
――アルコールはスムーズな呼吸を妨げる原因に

睡眠に向けた環境整備はこれでＯＫ。続いては、自分自身の体の状態を整えましょう。

「寝酒」や「ナイトキャップ」といった言葉があるように、お酒は昔から、眠りに入りやすくするためのツールとして捉えられてきました。

ただ、飲酒は眠りを妨げる要因にもなります。

人は深い眠りにつくと心拍数が大幅に下がりますが、アルコールは心拍数を上げるため深い眠りを妨げます。

また口やのどの筋肉が緩み、舌の根元がのどに落ち込むことでいびきをかきやすくなり、スムーズな呼吸ができません。

尿意が近くなり、夜中にトイレに起きてしまうことも問題です。

このように、眠りにとってお酒は悪影響のほうが大きいといえます。

お酒を飲むなということではなく、**大切なのは「飲む時間帯」と「飲む量」**です。

就寝時にお酒の影響が体に残りすぎないよう、お酒は早めの時間に飲むようにしましょう。

お酒を伴う会食の場合、2次会、3次会まではしごして深酒をするのではなく、早めの1次会でしっかり盛り上がって、サッと切り上げるのがおすすめです。

アルコールの影響は個人差が大きく、「飲酒は就寝何時間前まで」と一律に言うのは難しいものです。

中には、適量の寝酒なら眠りに悪影響が出ない人もいるでしょう。

ウェアラブルデバイスでご自身の眠りの質を確かめ、眠りに悪影響を与えない飲み方の範囲を確かめてみましょう。

体調管理

2

就寝1～2時間前に温かい麺類を食べる
――重い食事は就寝の4～5時間前までに

食事のタイミングも、睡眠に大きく影響します。

食べたものを消化しきれず、体内で消化が続いていると心拍数が下がりにくくなり、深い眠りに入れません。

また胃や腸がごろごろと動くことも眠りを妨げます。

消化にかかる時間は食べるものによっても違いますが、炭水化物など消化のいい物で1～2時間程度、肉や脂肪は4～5時間程度と言われています。

がっつりした肉料理や揚げ物などを楽しむときは、就寝の4～5時間前に食事を済ませるように注意してください。

■就寝前の食事の目安

睡眠1~2時間前
までに食べ終える

スープ
うどん

ハーブティー
小さいケーキ
睡眠4~5時間前
までに食べ終える

ステーキ
ラーメン

コーヒー

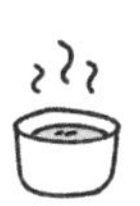

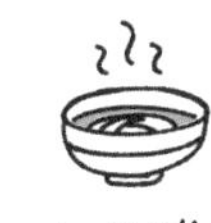

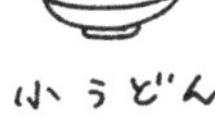

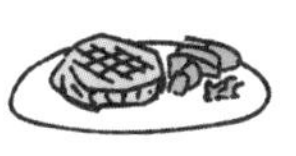

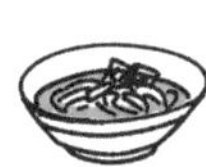

一方で、意外にも快適な眠りの助けになるのが、就寝1~2時間前の軽食です。

夕食を早めにとると、いざ就寝時におなかがグーグー鳴って眠れない、といったことがありますよね。

そんなときおすすめなのが、温かい麺類です。

眠りに入るには、いったん上げた体温を、すっと下げることが重要です。

温かい麺類はスープを飲むことで体を温める効果があるほか、適量の糖質が眠気を誘ってくれます。

ただし、食べ過ぎは禁物。

消化しきれないと眠りの妨げになるほか、

糖質を取りすぎると睡眠中に低血糖状態になり、心拍数が下がりにくくなってしまうことがあります。

お酒と同様、適量は人によって違いますが、私の場合はカップ麺を半分程度食べるのがちょうどいいようです。

コーヒー、紅茶はやっぱり避ける

体温を上げ、糖質をとるという意味では「**ハーブティーと少量のスイーツ**」**といった組み合わせもおすすめです**。

コーヒーや紅茶はカフェインの悪影響があるので避けてください。

私はカモミールティーとともに、小ぶりのケーキを妻と半分ずつ食べることがよくあります。

みなさんもぜひ、このあとご紹介するように、ウェアラブルデバイスを使って睡眠の質を確かめながら、ご自身にとってほどよい軽食の分量や組み合わせを探ってみてください。

ただしこれは、快適な眠りのための方策です。体重の増加には、各自で十分ご注意ください。

短眠の実行

1

今より30分早く起きる

――眠気やだるさを感じたら「さらに30分」睡眠を短縮する

ここまでで、短眠を実践するための準備はすべて整いました。いよいよ、実際に睡眠時間5時間を目指しましょう。

ただし、それまで長時間寝ていた人がいきなり短時間睡眠に切り替えるのは危険です。1つずつステップを踏んでいきましょう。

睡眠時間を縮めていくときのルールは、次の3つです。

- 短縮は30分ずつ
- 起床時間を早めて調節する

■短眠に切り替える際のルール

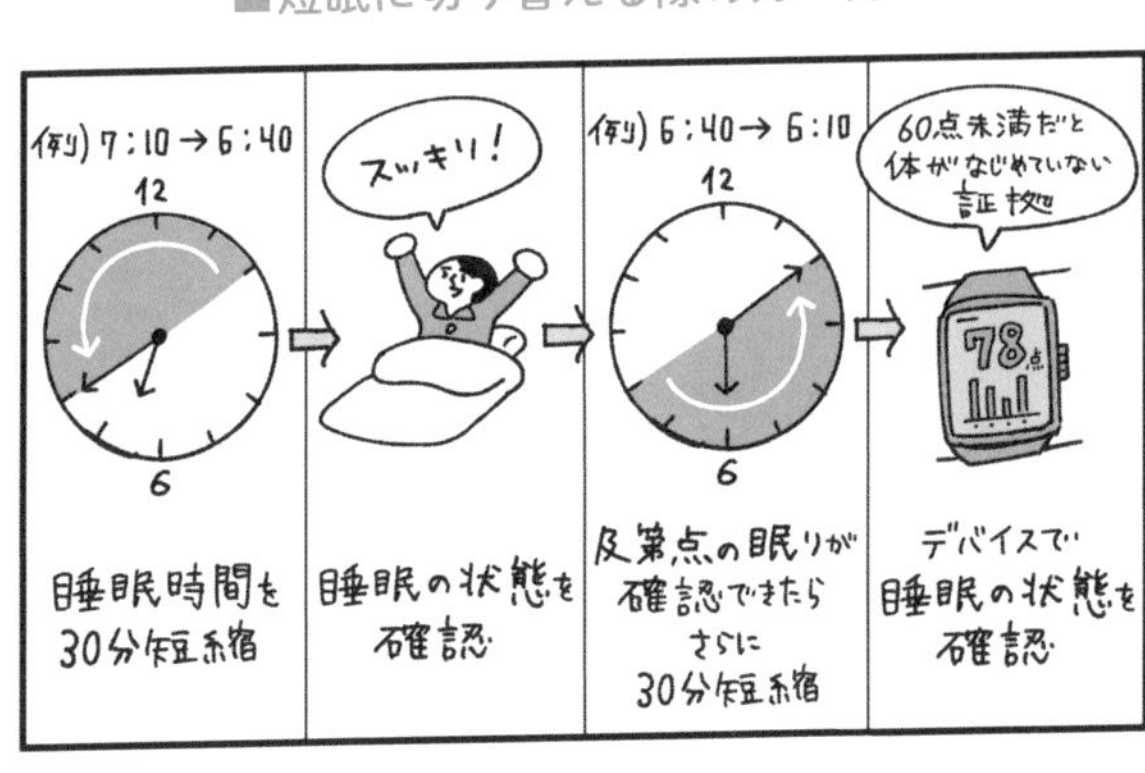

●ウェアラブルデバイスで睡眠の質を確かめながら

まずは睡眠時間を、今より30分縮めます。

短縮は、「30分遅く寝る」のではなく、「30分早起きする」ことで進めてください。

就寝前は体も脳も疲労し、回復が必要な状態にあります。

短眠は爆発的に仕事をするための戦略ですから、疲労した状態で活動時間を延ばしても効果は限られてしまいます。

心身が回復した朝の時間を延ばしてこそ短眠の効果が得られるのです。

多くの人は、睡眠を30分縮めると日中に眠気やだるさを感じます。これは、体が新しい睡眠時間になれるのに数日かかるためです。

睡眠が正しく取れているかどうかを確認するポイントは、目覚め直後の状態です。自分自身の目覚めをしっかりと観察し、強い眠気やだるさがあるといった悪影響が出ていないことが確認できたら、さらに30分短縮しましょう。

理想は1時間以上の深い眠り

ウェアラブルデバイスで、睡眠のスコアを確認することも忘れずに。**60点未満なら、体が新しい睡眠時間になじめていない証拠です。**

また、睡眠の詳細を見て深い眠りが最低でも30分以上、できれば1時間以上計測されていれば、短くても質のいい睡眠ができています。

これを繰り返して、じっくり急がずに5時間睡眠を目指します。

日中に強い眠気を感じたり、ウェアラブルデバイスで眠りの質が下がっていることがわかったりしたときは、危険ですので睡眠時間を元に戻してください。

あくまでも仕事のための戦略ですから、大切なあなたの健康を犠牲にすることはおすすめできません。

逆に、「今日から5時間だけ寝る」と決めればすっと移行できる人もいます。

そういう方はもともとショートスリーパーの傾向があり、今までがちょっと寝過ぎだったのかもしれませんね。

短眠の実行
2
日中の仮眠は必須
――お昼休みに5〜10分間の「パワーナップ」を取り入れる

短眠を実践する上で絶対に欠かせないのが、日中に取る「ナップ（仮眠）」です。

睡眠時間を減らすと当然、覚醒している時間が延びます。

脳は覚醒し続けると、徐々に機能が低下してしまいます。ナップで覚醒を分断することで回復を促し、高いパフォーマンスを維持できます。

また、長く覚醒し続けていると、睡眠が足りていても眠気が出てしまいますが、それもナップによって解消できます。

基本となるのは、15〜25分間の「パワーナップ」。

まとめて時間が取れない場合は、10分間の「ミニナップ」も選択肢です。

お昼休みなどを利用して、これらを最低でも1日1回取ります。2〜3回取ってもかまいません。

といっても、最初のうちはオフィスで眠るのは難しいものです。本当に眠るのがベストですが、耳栓とアイマスクで音と光を遮断するだけでも、効果は十分に期待できます。

ここで使う耳栓やアイマスクは、自分に合うものであれば100円ショップなどで売っている商品で十分です。

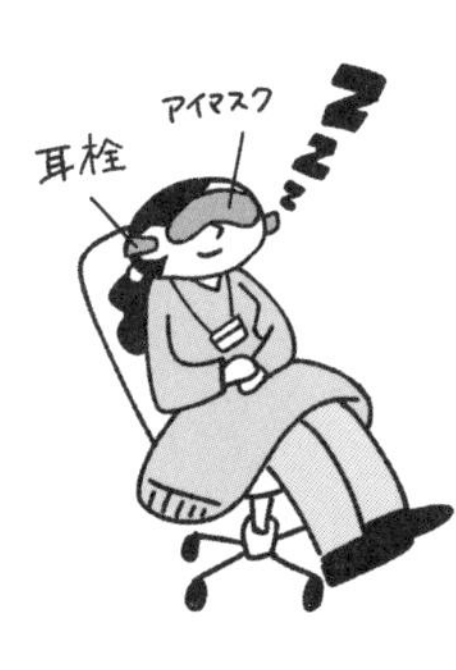

職場でナップをする場合は、上司や同僚の理解を得ておくことも大切。
まだまだ「居眠りや昼寝は悪いこと」と思っている人も多いので、「眠りは単なる休憩ではなく、脳を回復させるために必要」ということを説明しましょう。

どうしても理解を得られない場合は、空いている会議室や社外のカフェ、営業車の中など、会社の人の目に触れないところでナップを取るのも手です。

注意点

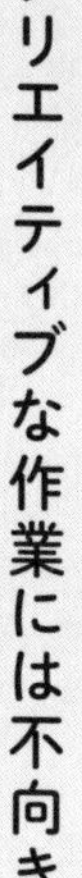

クリエイティブな作業には不向き

短眠は、繁忙期にバリバリと仕事を片付けたい方向けの戦略だとご説明しました。活動時間が増えるとともに、ドーパミンやアドレナリンの分泌が促されるためでしたね。

ドーパミンとアドレナリンに突き動かされ「火事場の馬鹿力」を発揮している状態の人間は、目先の課題に集中し、考えられないほどの仕事量をこなすことができます。

一方でこの状態は、**周囲を冷静に見渡して冷静な判断を下したり、ちょっとした遊び心で斬新なアイデアを生み出したり、といった仕事には全く向いていません。**

テスラやX（旧ツイッター）を率いる天才経営者のイーロン・マスク氏はかつて、睡眠5時間で活動していることで知られていました。

しかしある時期から、「判断力や想像力が落ちる」として睡眠を6時間に増やしたのです。

マスク氏ほどの立場になると単に仕事量をこなすだけでなく、全体最適を実現するためのハイレベルな判断や、独創的な発想も不可欠です。

短眠を実践し、後にそれを捨てたマスク氏の決断から、短眠によってもたらされる仕事モードが通用する局面と、そうでない局面があるということがわかります。

ただ仕事量をこなすだけの人にならないよう、適当な時期で戦略を切り替え、自身のレベルアップを目指すことも重要です。

私自身の経験でも、短眠の期間は脇目も振らずに最大の出力で仕事に没頭できる半面、細かなミスは増えてしまうことを実感しています。

お世話になっている方への連絡をつい忘れてしまったり、ダブルブッキングをしてしまったりといったことも多く、短眠を長く続けることは仕事上の人間関係に悪い影響を与えてしまう可能性があります。

ものすごい効果がある半面、細かなマイナス点があることもしっかり認識して、自分自身で意識的にミスをフォローすることを心がけた方がよいでしょう。

私生活にはマイナスな面も

ドーパミンやアドレナリンに突き動かされた状態は、一般的に攻撃的な傾向が強くなると言われています。

仕事上ではメリットも大きいのですが、私生活ではマイナス面が目立ちます。

たとえばパートナーに攻撃的な言動をとってしまったり、優しさや思いやりが不足してしまったりするのは、ドーパミンとアドレナリンの悪影響の代表例です。

これまでたくさんのご相談を受けてきましたが、短眠で攻撃性が増している時期に、パートナーとの破局を迎えてしまう方がとても多いのが現実です。

私生活への悪影響を防ぐために必要なのは、短眠で仕事モードになった自分は、攻撃性が高いという自覚を持つことです。

パートナーへの言動が攻撃的にならないよう十分に自分を戒(いまし)めるとともに、事前にその点をしっかりと伝え、理解を求めておくことも必要でしょう。

「婚活や恋愛と仕事を両立させるために短眠戦略を採る」という方もいらっしゃいますが、お相手と信頼関係を築くのに適した状態かどうかを考えると、あまりおすすめできません。

長く続けるのは禁物！

「幸せホルモン」という呼び方で、メディアなどで目にすることが多い体内物質が、セロトニンです。

セロトニンはドーパミンやアドレナリンの暴走を抑える役割があり、短眠でドーパミンとアドレナリンがどんどん分泌されるようになると、セロトニンが十分に働かなくなってしまいます。

短眠をしている間は、ドーパミンの効果でワクワクドキドキするような高揚感は得られやすい半面、セロトニンがもたらす安らかでホッとできる幸せを感じることが少なく

なる傾向にあります。

短期間なら問題ないのですが、この状態が長く続くと、常に悲しい気持ちを抱えてしまうなど、精神が安定しにくくなります（次ページ上図）。

最悪の場合、自殺を考えるようになる人もいるので、短眠のやり過ぎは危険です。

意図的にセロトニンを出すには、瞑想などの習慣を採り入れることが効果的です。第2章で、瞑想のやり方を簡単に説明していますのでそちらも参考にしてみてください。

また、ドーパミン過多な状態に慣れてしまうと、より強い刺激を求めるようになるとも言われています。

一人の異性に飽き足らない人や、すでに高級外車や高級腕時計を持っているのにどんどん買い足そうとする人は、この状態に陥っている可能性がありそうです。

最新の睡眠研究でも、短眠のリスクが明らかになってきました。

短眠は、就寝後すみやかに深いノンレム睡眠に落ちるのが特徴です。裏を返すとレム睡眠の時間が短いということになります。

■短期戦略で陥りがちな「不安定な状態」

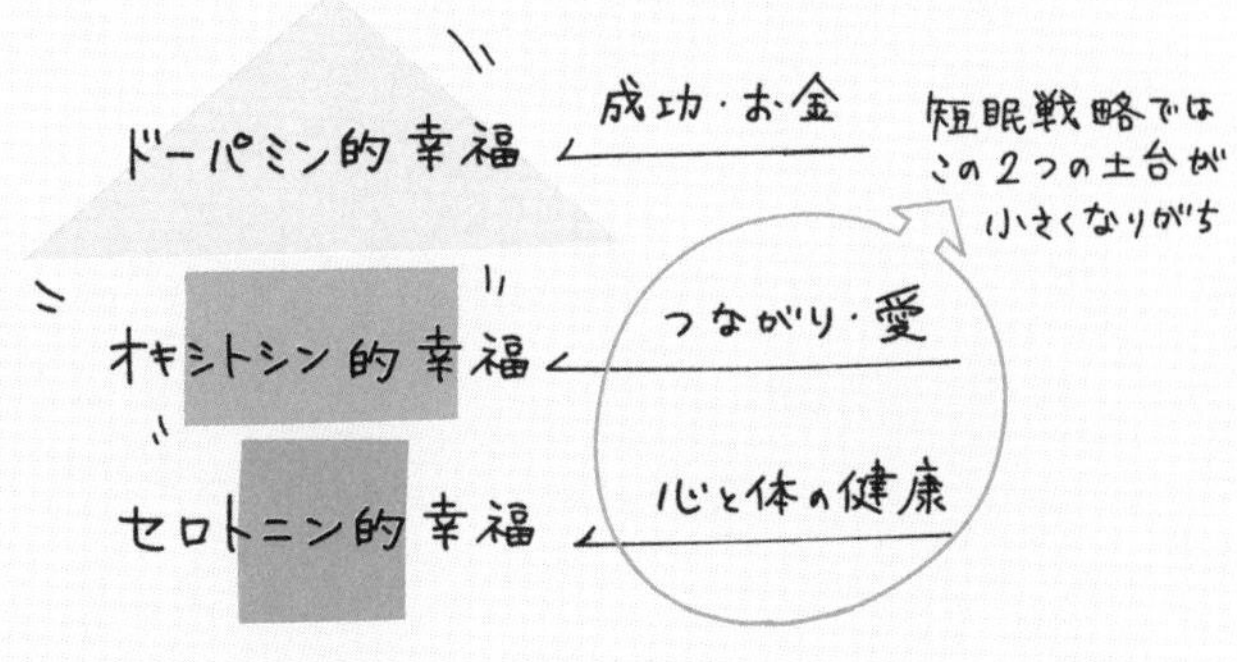

■バランスの取れた睡眠による「安定的な状態」

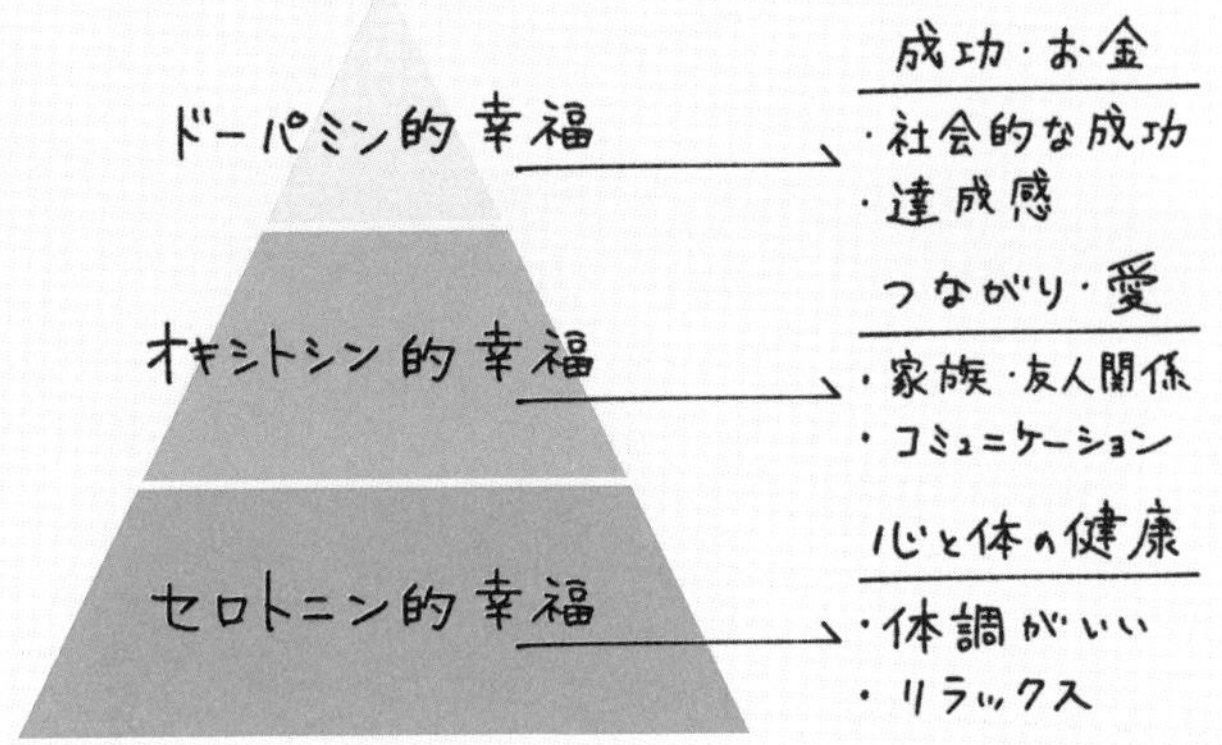

出典：樺沢紫苑著『精神科医が見つけた3つの幸福』（飛鳥新社）

かつてはノンレム睡眠こそが重要で、レム睡眠にはあまり意味がないというとらえ方が一般的でしたが、**最近の研究ではレム睡眠がメンタルの安定や情緒の形成に深く関わっていることがわかってきています。**

まだ詳しいメカニズムは不明ですが、レム睡眠が減ると病気になるリスクが高まるという相関性も明らかになっており、レム睡眠が少ない状態を長く続けることは避けた方がよさそうです。

＊

仕事上、信じられないほどの爆発力を発揮できる短眠ですが、このようなデメリットも理解し、安易に使いすぎないことが重要です。

ザッカーバーグはその後、短眠を卒業して睡眠の質と量にこだわるようになり、毎晩娘たちを寝かしつける穏やかな生活を手に入れています。短眠は、いざというとき、攻めに徹するときの戦略。続けるのは、長くても3年までにとどめるのが賢明です。

第2章

戦略❷
幸福とアイデアにあふれる♥
エリザベス女王の
「快眠戦略」

快眠戦略とは

快眠戦略は、あなた自身にとって質・量ともに最適な睡眠を取り、心身の状態を整えることが主眼です。

世界の人々に敬愛された故・エリザベス女王、マイクロソフト創業者で今は社会活動家のビル・ゲイツ、賢人と称される伝説の投資家ウォーレン・バフェットら、お金や実績にとどまらないレベルの成功を収めている人たちが使っている戦略です。

まず心の面では、常に穏やかな幸福を感じられるとともに、自由な発想や冷静な判断能力も手にすることができます。

身体的には、他の戦略で疲れた状態から十分に回復することができます。**お肌や髪もしっかりと再生され、美容効果も抜群。女性ならホルモンバランスが整って妊娠しやすい状態を作り出せます。**

この戦略の恩恵を受けるのは自分自身だけではありません。穏やかな心で周囲と接することができるため、家族や友人、同僚、部下などとの人間関係の改善も期待できます。

「最適な睡眠時間」は人によって異なりますが、様々な研究により、7〜8時間が標準的と考えられています。

この戦略では、まず自分自身にとって最適な眠りの長さを見つけるところからスタートします。

理想的な状態は、アラームをかけなくてもすっきり自然に目が覚めること。

ただし、多くの人の体内時計は（日本人の平均の体内時計は）1日が24時間10分と言われており、自然に任せすぎると少しずつ少しずつ後ろにずれてしまうことも知られています。

生活リズムを維持するため、決まった時間に起きることが極めて重要です。

また最適な睡眠時間は季節によって変わり、夏は短く、冬は長くなる傾向があります。

昼間の眠さや、その日の疲労の状態を自分自身で観察しながら、ベストの睡眠時間を確保していきましょう。

快眠はどういう人に向いているか

快眠戦略は、次のような状況の人に最適です。

〈短期的には〉

- 繁忙期が終わり、心身の疲れを回復させたい
- 荒れたお肌や髪をメンテナンスしたい
- 仕事量よりも斬新なアイデアや発想力を発揮したい
- 社外やチーム外とのコラボレーションで仕事を進めたい
- 全体最適のための客観的で冷静な判断を下したい
- 家族やパートナーとの関係を改善したい
- ストレスの悪影響が目立っているとき
- 家族の誰かが短眠戦略で闘っているとき

〈長期的には〉

- 仕事である程度の成功を収め、自分のペースで仕事ができる
- イケイケではなく、調和的なチーム運営がしたい
- 金銭的には成功を収め、他の価値観に目を向けたい
- 組織の成長が一段落し、諸制度作りなど土台整備を優先したい
- 利益のための投資ではなく、将来に向けた資産形成を考えたい
- 体調を整え妊娠に備えたい

快眠は、第1章で紹介した短眠と対をなす戦略です。

「質より量」「攻撃的」「プライベートを犠牲にしがち」「精神の安定が保ちにくい」というデメリットがあった短眠に対し、質の高い働き方や心からわき上がるような幸福感、穏やかなコミュニケーションが得られます。

他の戦略で疲れたときのインターバルや、人生や仕事でこれまでより高いフェーズに移行したいときに最適な戦略といえます。

Case Study ❷

管理職　宮城さん（仮名・40代女性）の快眠戦略

宮城さんは夫とともに中学生と高校生を育てるワーキングマザーです。

仕事と家事に追われ、睡眠は毎日5時間ほど。職場でも家庭でもイライラした気分が消えず、夫や子どもたちとの会話はほぼゼロ。自身もストレスから通販サイトで特に必要ないものを買ってしまうようになり、一時は会社を辞めることも考えていました。

そこで、家族が寝ていなくても自分は先に寝ることを決め、午後11時就寝、午前6時起床で1日7時間の睡眠をしっかり確保することにしたのです。

すると朝からご機嫌な気分ですごせるようになり、買い物依存は解消。

宮城さんのメンタルが安定したことで子どもたちとの関係も劇的に改善し、すすんで家事を手伝ってくれるようになりました。夫との会話も復活し、毎日のように早く帰宅するように。時にはお土産も買ってきてくれるようになりました。仕事も順調で、部署の業績も極めて好調に推移しています。

効果①「3つの睡眠」の恩恵をすべて受けられる

快眠のメリットはまず、「レム睡眠」「浅いノンレム睡眠」「深いノンレム睡眠」という3種類の睡眠すべての恩恵をバランスよく受けられることです。

最適な睡眠時間で眠ることで、まずはしっかりと深いノンレム睡眠をとり、その後徐々に眠りの波が浅くなりつつ、快適な目覚めを迎えるという理想的なサイクルを実現できます。

序章でご説明した「3つの眠り」を十分に取ることで、睡眠が持つ6つの効果（42ページ）をすべて手に入れることができます。

つまり「深いノンレム睡眠」の効果で前日の疲れから回復し、「浅いノンレム睡眠」の効果で脳と身体を進化させ、「レム睡眠」の効果でメンタルを回復・進化させることができるのです。

睡眠がもたらすあらゆる効果を手に入れることができるのが、快眠の大きな利点です。

効果② 幸せホルモンに満たされる

快眠を続けていくと、「幸せホルモン」とも呼ばれる体内物質のセロトニンとオキシトシンの生成が促されます。

セロトニンがもたらす幸福感は、気分がさわやかな状態だったり、体調がよかったり、リラックスできていたりと心と体の両方にあらわれます。

自らが常にリラックスして心地よく過ごせており、体調の良さも実感できるなんて、最高ですよね。

一方、**オキシトシンはパートナーや家族、同僚など様々な人間関係に深い喜びを感じ**

■快眠は睡眠の６つの効果が全て手に入る

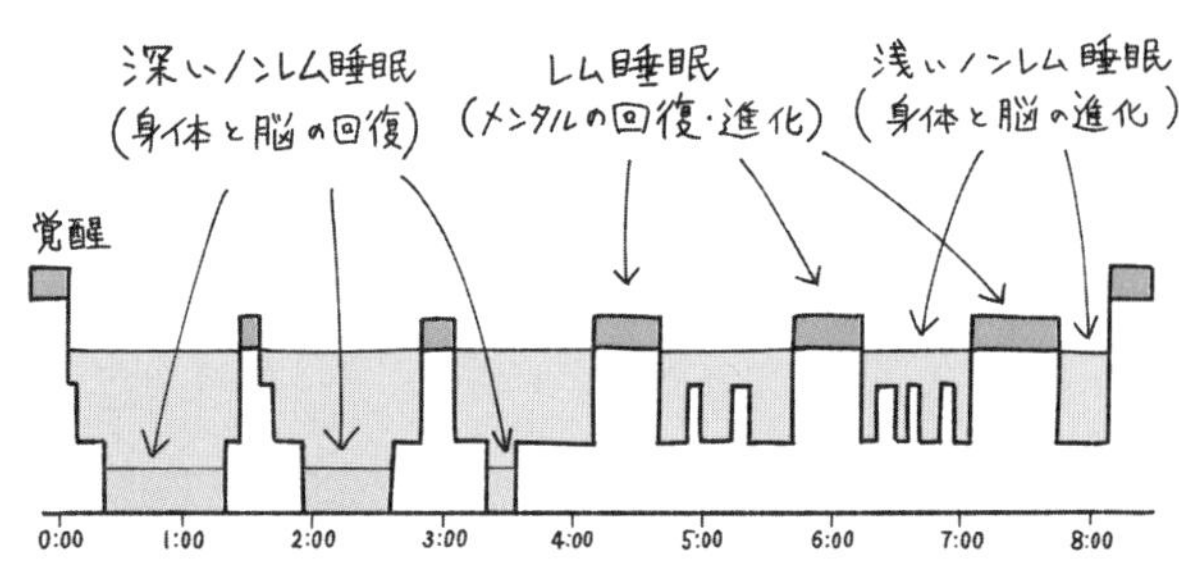

させてくれます。

人間関係にストレスを感じなくなるだけでなく、積極的によりよい関係を築こうという気持ちが高まります。

周囲の人たちにとって、あなたは最高のパートナーであり、友人であり、同僚であり、上司であると感じられるはずです。

また、これら2つのホルモンに共通するのは、何かを達成したり、何かを手に入れたりしたときに感じる喜びとは違い、自分自身の中から幸せがわき上がってくるような感覚を得られること。

何もしなくても、何も手に入れなくても幸せという状態は、ある意味、究極の幸福といえるかもしれません。

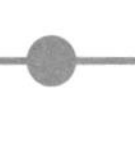

効果③　無欲だから「冷静さ」と「遊び心」が発揮できる

いわゆる「幸せホルモン」には、セロトニン、オキシトシンともう一つ、ドーパミンが含まれます。

セロトニンにはドーパミンの働きを抑制する効果があることがわかっており、セロトニンが増えるとドーパミンが減るという関係にあります。

ドーパミンは、「闘争と逃走のホルモン」であるアドレナリンのもとになり、これら２つは第１章の短眠でカギを握る脳内物質でした。

また１０２ページで、ドーパミンに突き動かされる人は、より強い刺激を求めるようになるという危険性をお知らせしました。

快眠を続けると、ドーパミンやアドレナリンに由来する「何かを手に入れたい」というガツガツした欲望が薄れていきます。

結果として、目先の勝ち負けや損得にとらわれない判断が可能になります。

長期的な視点に立ち、様々な利害関係を全体最適化するための経営判断が求められる局面で、客観的で冷静な判断を下すことができます。

現在の利益ではなく、将来に備えた資産形成を考えるにも最適でしょう。

会社を初期の急成長フェーズから安定成長に移したいとき、社員の福利厚生や社内規定などを整備するにもぴったりの精神状態といえます。

無欲ゆえの遊び心や視野の広さを発揮して、ビジネス上の斬新なアイデアを出したり、社外との思わぬコラボレーションを実現させたりと、馬力任せではないハイレベルでクリエイティブな仕事ができるようになるのも快眠の特徴です。

効果④　周囲との人間関係が円滑に

快眠をしている人は、周囲にとって「ものすごくいい人」になります。

オキシトシンで人間関係に喜びを感じ、しかも誰かに勝とうとか結果を出したいなどと思わない心理状態なわけですから。

短眠でバリバリと働いている時期は、言動が攻撃的になり、パートナーや家族、同僚や部下との関係が悪化しがちとお伝えしました。

快眠がもたらす安定した状態は、これらの人間関係を修復し、信頼関係を取り戻し、再構築するのに役立ちます。

もしお世話になったのに不義理をしている人がい

資料まとめといたよ
ありがとう!!!
オキシトシン
セロトニン
いい人

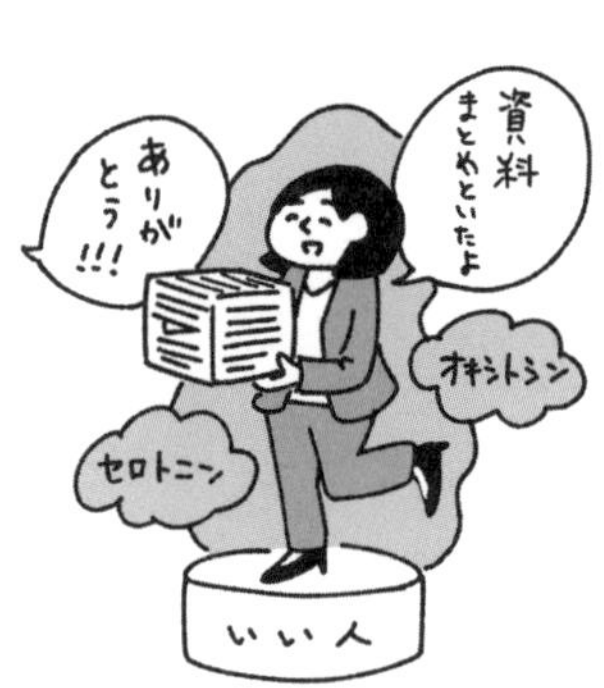

たら、お礼や恩返しをしておくことも、今後の人生に役立つかもしれません。

効果⑤　「ビジョン型」リーダーに近づける

現代においては、先頭に立ってチームを引っ張る支配型のリーダーシップよりも、メンバーに尽くす「サーバント（奉仕）型」や、長期的な理想を掲げてメンバーのモチベーションを引き出す「ビジョン型」のリーダーが求められています。

心が安定し、客観的な判断力が増し、人間関係に喜びを感じられる快眠状態のあなたは、理想のリーダー像を体現しているといえるでしょう。

また、たとえば妻が短眠で闘っている時期は、夫が快眠戦略を採ることで、パートナー同士や子どもとの関係を円滑に保つことができます。

両親がともに戦闘状態では、子どもは家庭で安心してすごせません。子どものためにも、夫婦でその都度役割を入れ替えながら、どちらかが短眠ならどちらかが快眠など、互いの戦略を組み合わせていくのがおすすめです。

■睡眠戦略を夫婦で交換するイメージ

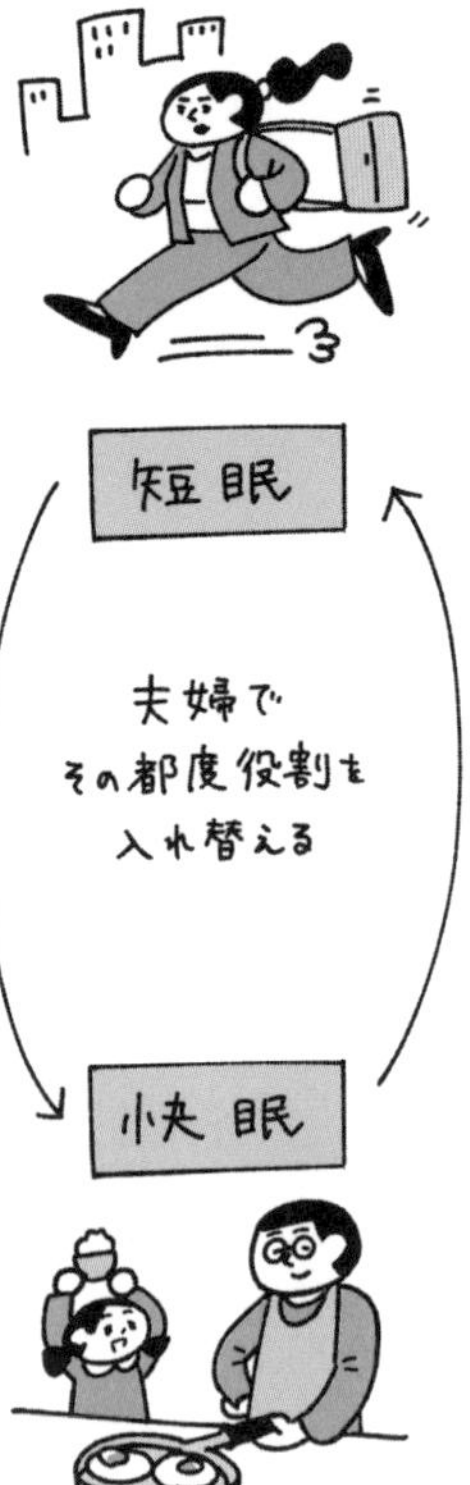

短眠

夫婦でその都度役割を入れ替える

快眠

快眠の実行
1

自身にとってベストの睡眠時間を見つける

――8時間を起点に15分単位で調整する

いよいよ、快眠を実践していきましょう。

基本となるのは、自分自身にとってベストの睡眠時間をみつけることです。

一般に7~8時間が最適という人が多いとされているので、まずは8時間寝てみて、睡眠の状態や翌日の目覚めを観察してみましょう。

快眠のための睡眠時間は長ければいいというものではありません。

多くの人にとって8時間は少し「寝過ぎ」の可能性が高いので、8時間を起点に15分単位で睡眠時間を短縮して、ご自身にとってベストの時間を見つけていきます。

判断基準は、無理なくすっきりと起きられること。

少しずつ縮めていって、すっきり起きられなくなったら前日の睡眠時間に戻してみます。

このように微調整を続けて、ベストの睡眠時間を見つけます。

調整は就寝時刻をずらして

快眠の場合、**睡眠時間の調整は、就寝時刻を前後させることで行います。生活リズムを変えないよう、起床時刻はできるかぎり固定しておきましょう**（下図）。

寝覚めがすっきりしないからといって、睡眠時間が足りていないとは限りません。

眠りのサイクルのなかで、ちょうど深いノンレム睡眠の最中に目覚めてしまうと、だるさや眠気を強く感じてしまいま

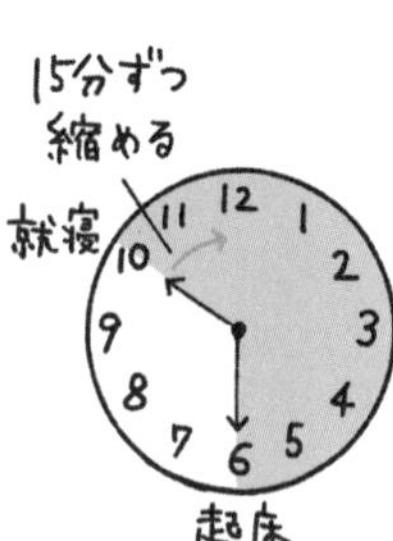

す。

寝覚めがいまいち、と感じたら、まず、ウェアラブルデバイスで目覚めたタイミングが深い眠りのときではなかったかどうかを確認してみましょう。

ノンレム睡眠は一般的に、就寝後早い段階で訪れることが多いことがわかっています。**時間が経った朝方にノンレム睡眠が現れる人は、眠るための環境が整っておらず、ノンレム睡眠に入るまでに時間がかかってしまっている可能性が考えられます。**

78〜85ページを参考に、心地よく眠るための環境をできる限り整えてみましょう。

ミニコラム

クロノタイプ診断で朝型 or 夜型をチェック

希（まれ）に、そもそも朝方にしかノンレム睡眠を得られないという体質の方もいらっしゃいます。

朝型、夜型のことを「クロノタイプ」と呼び、そのタイプを知るための「**ミュンヘンクロノタイプ質問紙**」というテスト（https://mctq.jp/）があります。

毎日のように朝方深い眠りが現れているという方は、一度このテストを受けてみてください（「所要時間20分」と記載されてますが、5分程度で終わります）。

クロノタイプが夜型に固定してしまっている場合、何時に就寝しても朝方にノンレム睡眠が現れてしまう可能性がありますので、むしろ就寝と起床の時間帯をシフトして夜に活動する方が向いています。

このタイプには第6章の「フレックス睡眠」が有効ですので、そちらを参考にしてみてください。

快眠の実行

2

就寝時間は疲労度に合わせて調整する

――久々に出社した日は早く寝る

ベストの睡眠時間は、毎日必ず同じというわけではありません。

睡眠と日中の活動は写し鏡のような関係にあるので、強めの運動をしたり、心理的にストレスがかかったりした日は、回復のためにより長い睡眠が必要となる場合があります。

寝覚めがすっきりしないときは、前日の疲れが原因かもしれません。

ただ、朝ベッドで長くすごすと生活リズムが乱れてしまうため、**いったんいつも通りの時間に起きて、その夜早めに就寝することで、疲労を持ち越さないようにします。**

身体的な疲れはある程度自覚しやすいのですが、心理的な疲れは原因が様々なので、自分では気づけないこともあります。

たとえば普段リモートで働いている人がたまに出社したり、内心ちょっと苦手に感じ

■翌日以降に疲れを持ち越さない

たまに出社すると
つかれるな…
リモートがいい
疲れを感じたら
早く寝る！

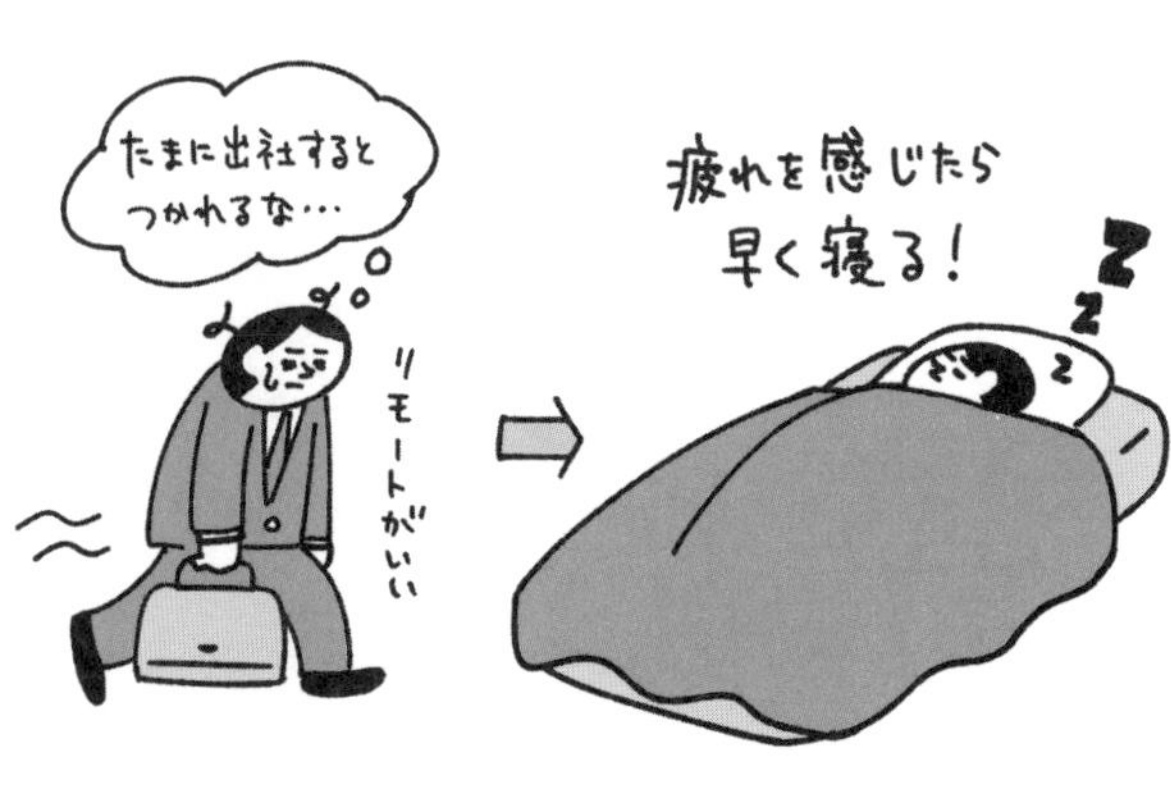

ている人と会ったりといったことが大きな心理的疲労を招き、普段通りの睡眠時間では足りなくなるケースもあります。

朝起きて、普段よりもすっきりしないと感じたときは、前日の行動を思い返して心身を消耗させた原因を探ってみましょう。

そして次回からは、同じ行動を取った日は早めに寝て長めの睡眠時間を確保することで、翌日以降に疲れを持ち越さずにすみます。

とはいえ、全く疲れないのも問題です。運動不足はいい睡眠を妨げる原因になることがわかっています。

目安は、1日7000歩以上歩くこと。ほどよい疲れが睡眠の質を上げてくれます。

快眠の強化
1

寝る前のルーティーンを作る
——寝る前のビジネス書にはご用心？

快眠のためにぜひやっていただきたいのが、寝る前のルーティーンを作ることです。

仕事のことや日常の悩みについて考えたまま眠りに就いてしまうと、脳はそのまま同じ問題について考え続けてしまいます。

夢の中まで仕事のことで悩むといった状態にならないよう、**寝る前のルーティーンで昼間の戦闘モードから快眠モードへ、オンオフを切り替えましょう。**

ルーティーンの中身は、ほどよく頭を使い、眠気を邪魔しないものであれば、基本的には何でもＯＫです。

たとえば読書。ただし、ビジネス書や自己啓発本は避けます。仕事に関係する内容の本を読むと、どうしても自分の仕事に引きつけて考えてしまうので、オンとオフの切り替えには向きません。

ジャンルとしては、歴史や哲学など仕事とあまり関係がないものが適しています。

小説や漫画でももちろんかまいませんが、ワクワク胸が躍(おど)るアクション物や、続きが気になって眠れなくなる推理小説などはやめておいた方が無難です。

ネトフリよりも国産ドラマ

録画しておいたお気に入りのテレビ番組を見る、というのもいい方法です。

教養系の番組はもちろん、動物番組や、肩の力を抜いて楽しめるお笑い系の番組などもリラックス効果があってよさそうです。

■寝る前のルーティンに適しているのはどっち？

本	テレビ
○	○
・歴史書 ・哲学書	・教養 ・お笑い
×	△
・ビジネス書 ・自己啓発本	・サブスク ・海外ドラマ

一方、ドラマにはちょっと注意が必要です。

Netflixなどで配信されている最近のドラマ、特にアメリカや韓国の作品は視聴者の脳に与える影響が緻密(ちみつ)に計算され、それぞれの回のラストでドーパミンが大量に出て「続きが見たい！」と渇望するように作られています。

そんな状態で心地よい眠りは期待できませんので、ドラマを見る場合は一話完結型のものや、古き良き国産ドラマなどを選ぶと安心です。私だったら『古畑任三郎』『孤独のグルメ』とか……でしょうか。

自分で決めた就寝時間を過ぎてしまわないよう、どんなに続きが気になっても見るのは1本だけと決めておきましょう。

快眠の強化
2

「瞑想」でオンオフを切り替える
――寝る前10分の「マインドフルネス」が眠りの効果を最大化する

もう一つ、寝る前のルーティーンとしておすすめしたいのが、瞑想です。

瞑想には様々な目的のものがありますが、今回ご紹介するのは「今、ここにいる自分の状態」に集中する「マインドフルネス」のための瞑想です。

瞑想する時間は、10分間程度。

仕事のことや心配事など、頭の中にある雑多な思考をいったんすべて手放し、脳をオンからオフに切り替えた状態で眠りに就く狙いがあります。

優秀なビジネスパーソンなら、脳をオンに切り替えるのは一瞬でできます。

ところがオフに切り替えるのは大変難しく、いくらやってもできないと投げ出してしまう人もたくさんいます。

ぜひこの機会に、瞑想で脳をオフに切り替えるスキルを身につけてください。

ステップ❶　環境を整える

まず、部屋を薄暗くします。

明るさを測定する照度計はスマホ向けにいくつもの無料アプリが用意されていますので、それらを使って**部屋の明るさを500ルクス以下、できれば300ルクス程度にしましょう**。

テレビやパソコンは電源を切り、家族には瞑想が終わるまで声をかけないようお願いしておきます。

スマホも機内モードなど通知音や振動が出ない設定にして、できれば別の部屋など見えないところに置いておきます。

準備ができたら、いよいよ瞑想を始めましょう。

ステップ❷　正しい姿勢を保つ

床やベッドの上に厚めのクッションまたは2つに折りたたんだ座布団を置き、そこにおしりだけを乗せる形であぐらをかきます。

腰が曲がって前傾姿勢になるのはNG。**背筋をしっかりと伸ばし、左右への傾きもない状態を維持しましょう。**

背もたれがない状態でこの姿勢を保つのが難しいと感じたら、いすなどに座ってもかまいません。

ステップ❸　呼吸に集中する

姿勢が整ったら、目を閉じ、鼻でゆっくりと呼吸をします。

鼻を通っていく空気の流れに意識を集中させるとともに、「今から他のことは考えないぞ」と自分自身に伝え

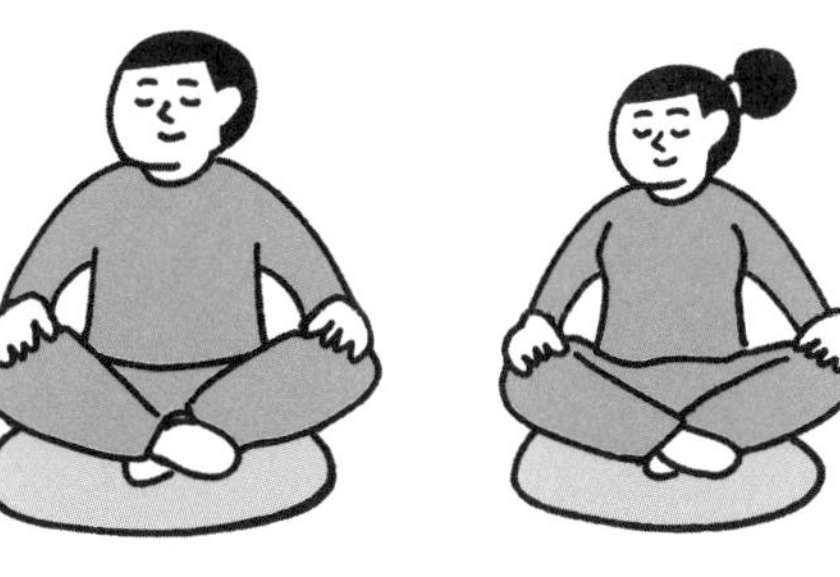

ましょう。

少しずつ深く息を吸い、時間をかけてはき出すようにして、呼吸のペースをさらにゆっくりにしていきます。

十分にゆっくりな呼吸まで到達したら、あとは鼻を通る空気の流れだけを意識し続けます。

これが、瞑想によるマインドフルネスのゴールです。

数分間この状態が続けば、脳はしっかりとオフモードに切り替わりますし、もし眠くなったらそこで打ち切って就寝してかまいません。

瞑想中に仕事のアイデアが浮かんだら

とはいえ、最初のうちはどうしても呼吸以外のことが頭に浮かんでしまうものです。

基本的には、「今は呼吸のことだけを意識するぞ」と頭から追い出してしまいたいのですが、「今日までに送るメールを忘れてた！」とか、「ずっと悩んでいた問題で、すごい解決策が見つかった！」など、どうしても気になってしまうことはありますよね。

そういうときは、**手元にメモ帳と筆記具を置いておいて、ササッとメモしてしまいましょう。**

ただしこれはあくまでも緊急避難。

瞑想をしていると次々にいろんな考えが浮かんでしまうものですが、それをいちいちメモしていたら、いつまで経っても脳がオンモードのままです。

基本的には、呼吸だけを意識する。メモをするのはどうしても気になって仕方がないときだけ、と考えてください。

これらのマインドフルネスについては、マインドフルネス心理臨床センター代表で公認心理師・臨床心理士の小林亜希子先生の監修を受けており、小林先生が実際に現場で効果をあげている方法を元にしています。

快眠の強化
3

やりたいことを、ゆったりやる

――散歩、料理、ガーデニング……「朝のルーティーン」でセロトニン全開

快眠戦略のカギを握るのは、セロトニンとオキシトシンという2つの幸せホルモンだとお伝えしました。

これら2つは、相互作用でよりストレスが緩和される関係にあります。快眠の効果を高めるには、どちらも十分に分泌させることが重要です。まずセロトニンをしっかりと分泌させる方法を学びましょう。

ちなみに、セロトニンがもとになって、快眠を導くメラトニンというホルモンが作られます。そして朝にセロトニンを出すことが、メラトニンを生成するのに最も有効なのです。

その意味で、セロトニンを出すためのポイントは、「**朝のルーティーン**」です。

まずは最適な睡眠時間ですっきりと目覚め、カーテンを開けてたっぷりと朝の光を浴びましょう。照明を明るめにしてもＯＫです。

続いて脳や体を動かしていきますが、ここで大切なのは「**やりたいことを、ゆったりとやる**」という心がけです。

愛犬とのんびりお散歩するのも、ガーデニングでお花を愛でるのも、好きな音楽を聴きながらアロマや紅茶を楽しむのもいいでしょう。書道などもすてきですね。

自然や植物にふれることは免疫力を高め、幸福感を上げてくれることがわかっているので、屋外では意識的に緑を楽しんだり、室内に観葉植物を置いたりすると効果的です。

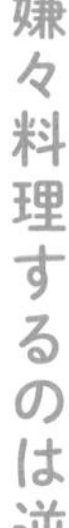

嫌々料理するのは逆効果

私がおすすめするルーティーンは、ちょっと手をかけたお料理です。ちゃんと出汁（だし）を取って味噌汁を作ったり、前日から仕込んだ自慢のフレンチトーストを焼いたりして家族の喜ぶ顔を見るのがうれしい、と話してくださる経営者がたくさんいらっしゃいます。

ただし、それらはあくまでも「やりたいこと」なのが大切。

「いやなことを、セカセカとやる」のではセロトニンは得られません。

たとえば「面倒くさいけど、仕方ないから大急ぎで朝ご飯とお弁当を作る」とか「昨日やり残した仕事を無理やり片付ける」といった行動は、セロトニンを増やすのには役立たないと考えましょう。

実践

快眠の強化
4

夜はオキシトシンで幸せな眠りを
——ぬいぐるみをハグして幸福度アップ！

オキシトシンは幸福感を高め、ストレスを緩和し、心の安定をもたらしてくれます。夜の行動でオキシトシンを増やして、快適な眠りに役立てましょう。

最新の脳科学の研究で、人間を含め群動物に広く見られる「グルーミング行動」が、オキシトシンを増やすことがわかっています。

サルや犬がお互いの毛繕い（けづくろ）をしたり、猫が顔を洗ったりする、あの行動ですね。人間の場合は、家族やパートナーとのスキンシップがこれにあたりますので、パートナーと手をつないだり、ハグをしたりと積極的にふれあうことでオキシトシンを増やしましょう。

グルーミングは「触る側」にも、「触られる側」にも効果があるので、**寝る前に肩や**

背中、足裏などを互いにオイルマッサージするのも大変おすすめです。

独身でパートナーがいない場合は、ペットの犬や猫を触るのも同じ効果が期待できます。

ペットを飼っていないという人は、お気に入りのぬいぐるみやクッションなど、何か柔らかくて気持ちいい物を触るだけでも効果があります。

人気のビーズソファも触り心地がよさそうですし、最近はペットロボットも様々な種類が売られています。

専門のお店でマッサージを受けるのも、もちろん効果あり。

自分で自分自身をマッサージするだけでもオキシトシンは増やせますので、たとえばお風呂上がりにボディークリームを塗りながら、こったり張ったりしている部分をゆっくりもみほぐしてみましょう。

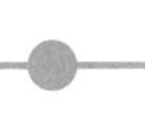

気心知れる相手との電話が快眠をもたらす

オキシトシンを増やすのは、物理的な接触だけではありません。

同じ空間にはいなくても、電話や音声メディアでやりとりして心が通じ合ったり、互いに信頼感を高めたりすることでオキシトシンは増やせます。

一人きりでちょっと不安だったり、幸せな気分が足りなかったりするときは、友人や実家のお母さんに電話をしてみては。

オキシトシンの幸せがあなたを快眠に導いてくれるはずです。

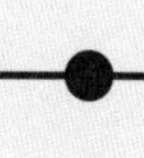

注意点

多幸感で人を信用しすぎてしまう

快眠戦略を採っている時期は幸福感と心の安定に満たされますが、デメリットもあります。

それは、「**幸せであること**」**そのもの**です。

快眠と短眠は対をなす関係にあるとお伝えしましたね。

次ページの図のように、快眠を続けていると、ドーパミンがもたらす物質的な成功や勝利への渇望からどんどん遠ざかっていくことになります。

欲望が薄れていく、と言ってもいいでしょう。

これが行きすぎると、「自分はあの頃、なんであんなに頑張っていたんだろう?」といった心境になり、努力やチャレンジができない精神状態になってしまう可能性があります。

■短眠と長眠は対をなす関係

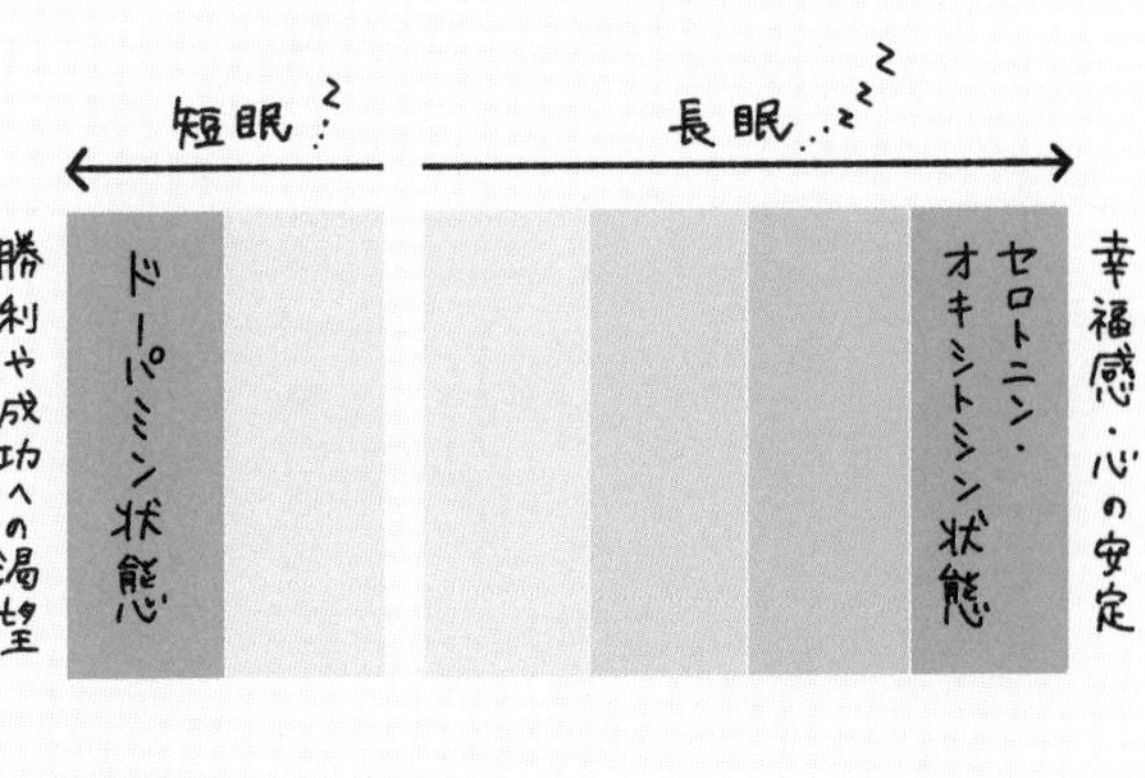

本当に使い切れないほどの財産を築き上げ、リタイアして悠々自適に生きていける状況ならそれもいいのですが、人生の早い段階でこうなってしまうと、今後の収入や老後への備えに不安が残りますよね。

頑張れないだけにとどまらず、金銭や財産へのこだわりも薄くなってしまい、誰かにだまし取られてしまう恐れもあります。

快眠を続けているときのあなたは、とにかくいい人。

「相手が自分をだまそうとしてるんじゃないか？」なんていう疑いを持つ心境ではありませんから、もし悪意を持ってあなたに近づく人がいたとしても、心のガードは下がりっぱなしの無防備状態です。

相手を信じて契約をしたらとんでもない条件を飲まされていたとか、「世の中のために」と多額の寄付をしたら相手は詐欺師だったといったトラブルにまきこまれないよう注意する必要があります。

幸せ気分で疑いを知らない状態だけに、心を許した人に誘われるままフラフラと怪しげな宗教に入信してしまう、なんてことも。

目玉が飛び出るような金額のツボを買ってしまったり、財産を身ぐるみ寄付してしまったりしたら、自分だけでなく家族みんなが困ります。

やり過ぎに注意！　戦略はバランスよく

そうならないためには、快眠だけにはまりすぎず、定期的に他の戦略も採り入れる必要があります。

■バランスの取れた睡眠による「安定的な状態」

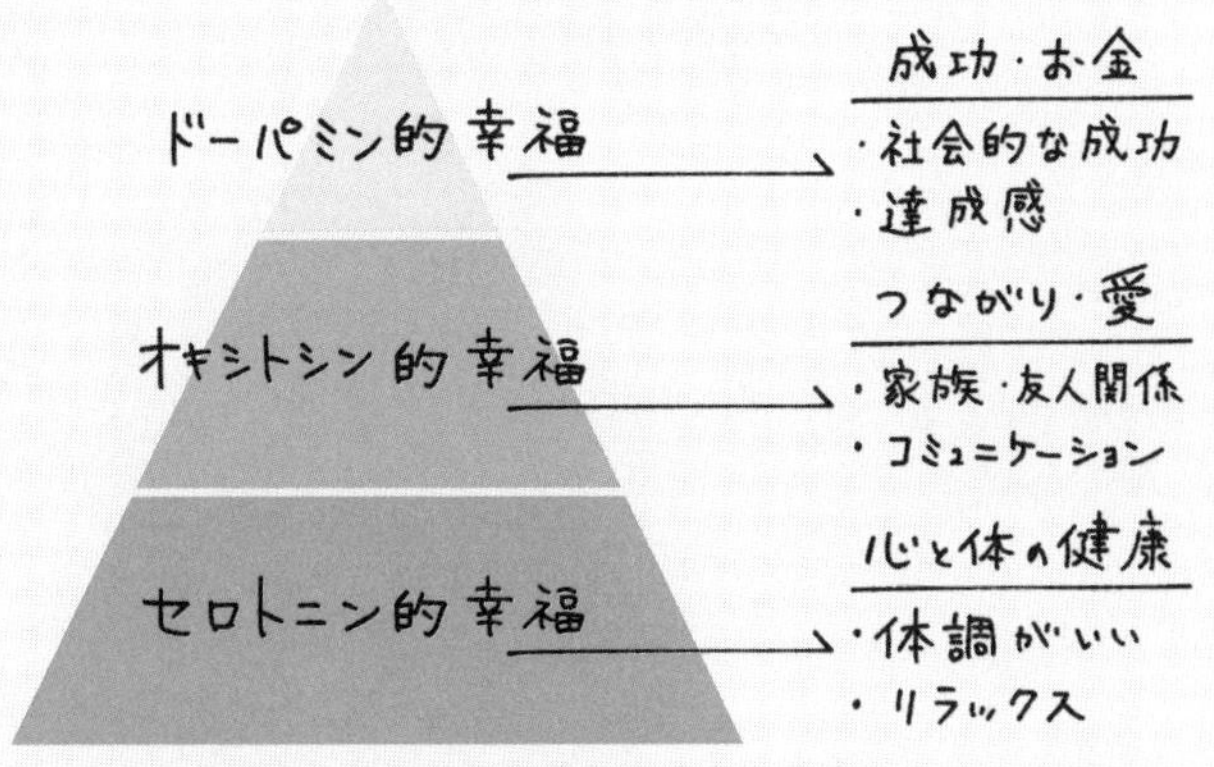

出典：樺沢紫苑著『精神科医が見つけた３つの幸福』（飛鳥新社）

上の図のように、セロトニン、オキシトシン、ドーパミンの３つがバランスよく分泌されている状態が最大の幸福とされています。

第１章で、短眠を採り続けると恐ろしい副作用があるということをお伝えしましたが、それは快眠も同じです。

快眠を長く続けると、いわば悟りを開いたような状態になってしまい、先に述べたように現代社会で生きていくにはちょっと不具合も出てきます。

短眠などで増えるドーパミンもほどよく分泌させることで、自分自身の精神状態のバランスを取っていきましょう。

また、**自分自身が快眠を実践している間**

は、家族や仕事上のパートナーに補佐役をお願いしておくことも有効です。

リーダーが快眠で警戒心が落ちているなら、ナンバー2が契約チェックや投資条件の吟味などでしっかりサポートする。

夫が快眠で人を疑わない状態になっているなら、電話勧誘や詐欺メールに引っかからないよう妻が目を光らせる。

世知辛い世の中ですから、幸せだからこその落とし穴に落ちてしまわないよう、万全の注意が必要です。

第3章

戦略❸
超一流へぐんぐん成長↑
大谷翔平の「長眠戦略」

長眠戦略とは

長眠という戦略のすごさを、今ほどみなさんに理解していただきやすいタイミングはかつてなかったでしょう。

二刀流でメジャーリーグを席巻し、スポーツ史上最大の契約を勝ち取った大谷翔平選手、そして史上初めて将棋界の主要8タイトルを独占した藤井聡太八冠という、現代の日本が誇る若き2大スターの睡眠戦略こそが、長眠だからです。

大谷選手、藤井八冠とも1日10時間の睡眠に加えて、練習の合間や対局中にしっかりと昼寝をしていることが知られています。

人類が生んだ最高の頭脳の一人、アルベルト・アインシュタインも1日10時間睡眠の長眠実践者でした。

長眠は、自分自身をものすごいスピードで成長させ、その道のスペシャリストへと変革させる戦略なのです。

ではなぜ、長く眠ることが急激な成長につながるのでしょうか。

そのカギを握るのは、「夢」です。

夢を見ることが多いレム睡眠のとき、筋肉は休んでいますが脳は活発に活動している状態です。

起きている間にぎりぎりまで自分を追い込み、脳と筋肉を1つの課題に集中させた状態で眠ることで、夢の中をバーチャルなトレーニングに使うことができます。

さらに、睡眠全体の50％超を占める浅いノンレム睡眠が、起床中と夢の中で身につけたスキルをまとめて脳と体に定着させてくれます。

スポーツに限らず音楽の演奏家などにも有効ですし、たとえば短期集中で外国語を習得するため、起きている間は外国語だけの環境に自分を追い込むといった使い方もできるでしょう。

もちろんレム睡眠のメンタル改善効果、深いノンレム睡眠による回復効果も十全に得られ、睡眠が持つ効果のすべてを最大級に生かす戦略と言えます。

長眠はどんな人に向いているか

長眠戦略は、次のような状況の人に最適です。

〈短期的には〉

- 全く違う業界の価値観やスキルを短期間で身につけたい人
- 短期間で外国語を習得するため自分を「外国語漬け」にしたい人
- 暗記ではなく深い思考が必要な勉強や研究に没頭したい人
- 学業との両立のため期間を絞ってスポーツに没頭したい学生アスリート

〈長期的には〉

- 常に高いステージを目指すアスリート
- 楽器などの高度なスキルを磨きたいアーティスト

- これまでの手法や価値観を根底から変えたいビジネスパーソン
- 新たなスキルを身につけ成長し続けたい人

長眠は若く成長する時期の戦略というイメージを持たれたかもしれませんが、**経験を積んだ人にも、自分自身を大きく変えなくてはならないタイミングは訪れます。**

将棋界のトップに君臨し続けてきた羽生善治(はぶよしはる)さんも睡眠時間の長さが知られていますが、練習にＡＩを駆使する若い世代に飲み込まれ、２０１８年にはすべてのタイトルを失い、２０２１年には初めて勝率が5割を切るほどの低迷期を迎えました。

しかしその後、見事に復活を遂げ、２０２３年には藤井聡太さんとも互角のタイトル争いを繰り広げました。

私は将棋については全くの素人ですが、ビジネスの世界でどんなに才能があり、卓越した実績を残してきた人でも、そのままでは通用しなくなる日が来ます。

そんなとき、自らを再構築し、自分自身を動かすＯＳ（基本ソフト）から総入れ替えするほどの大変革を起こせるのが、長眠の力なのです。

Case Study ③

会社役員　木暮さん（仮名・60代男性）の長眠戦略

創業社長だった木暮さんは50代後半で会長に退いたのを機に、学生時代に演奏していたクラリネットを趣味として再び始めることにしました。

早速地元の交響楽団に入ったのですが、演奏のレベルは学生時代に比べてもがた落ち。このままでは、とても大勢の前で演奏できる状態ではありませんでした。

そこで木暮さんは長眠戦略を導入。徹底的な猛練習に打ち込み、それまで1日5時間だった睡眠を約10時間に延ばしたのです。寝るとき以外は、片時もクラリネットを放しませんでした。

結果、クラリネットの腕前はどんどん上達し、学生時代を超えるレベルに。入団後半年で、見事発表会デビューを果たしました。

木暮さんはその後も長眠戦略を続け、3年目にはパートリーダーを務めるまでになりました。クラリネットのスキルがかなりのレベルまで向上したので、現在は新しい挑戦として落語を身につけようと考え、師匠を探しているところです。

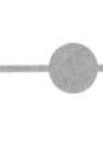

効果① 夢をバーチャルトレーニングに

先に少しだけ述べましたが、**長眠のポイントの一つとなるのが「レム睡眠」の効果です。**

「レム睡眠」の間、筋肉は完全に弛緩していますが、脳は活発に活動しています。

普通の人にとって、この状態のとき脳内で起きたことは、ただの夢です。

空を飛べたり、魔法や怪力が使えたりと、自分の身体とはかけ離れた経験をすることも珍しくありません。

しかし、起きている間に極限まで突きつめたトレーニングを行い、脳と筋肉が完全にシンクロした状態で眠りに就くと、「レム睡眠」状態の脳は本当に体を動かしているのと同じ感覚で活動を続けるようになります。

実際には体を動かしていなくても、脳内に起きているときの感覚が強く残っているこ

とで、いわば夢の中でバーチャルなトレーニングを続けられるわけです。

もちろん、筋肉は完全に休んでいますから疲れるどころか疲労が回復していきますし、夢の中でいくら練習してもけがの心配はありません。

脳内でなら、実際にやったらけがにつながってしまうような動きもノーリスクで試すことができますから、成長のために不可欠な試行錯誤の範囲は現実よりも広くなります。

長眠はアスリートや棋士など特殊な職業の人にしか使えないわけではありません。

たとえば自分が海外に留学または転勤して、日本人が全くいない環境に置かれたと想像してみてください。

寝る直前までがんがん外国語で話しかけられ、四苦八苦しながらそれに返答し、あるいは自身の主張を必死で伝え、疲れ切って眠りに就いたとしたら。

きっとそのまま、外国語で夢を見てしまうのではないでしょうか。

そしてその夢の中で、意地悪な質問を小粋なジョークで切り返せたり、会心のプレゼンで自分の思いを相手に伝えられたりしたら、翌朝からの自分にも生きてくると思いませんか。

起きている間に極限まで自分自身を追い込むことで、夢の世界までも自分の成長に活用するのが、長眠なのです。

効果②「浅いノンレム睡眠」が運動神経を育てる

もう1つ、**長眠のカギを握るのが、最新研究で明らかになってきた「浅いノンレム睡眠」の効果です。**

序章でご説明したとおり、睡眠は「レム睡眠」「浅いノンレム睡眠」「深いノンレム睡眠」の3つに大別されます。

このうち、「浅いノンレム睡眠」は睡眠全体の50～60%を占めるにもかかわらず、これまでその働きについてはよくわかっていませんでした。

「浅いノンレム睡眠」の最中に「睡眠紡錘波（ぼうすいは）」と呼ばれる特殊な波形の脳波が現れるこ

とが知られています。

最新の研究では、この睡眠紡錘波が出ている間は、起きている間に学習したことを脳に定着させたり、運動神経を発達させたりする効果が高まっていることがわかってきました。

一般に「運動神経がいい」という言葉は運動能力が高い人のことを指しますが、脳科学の世界で「運動神経」は、脳からの指示を筋肉に伝える神経のことをいいます。

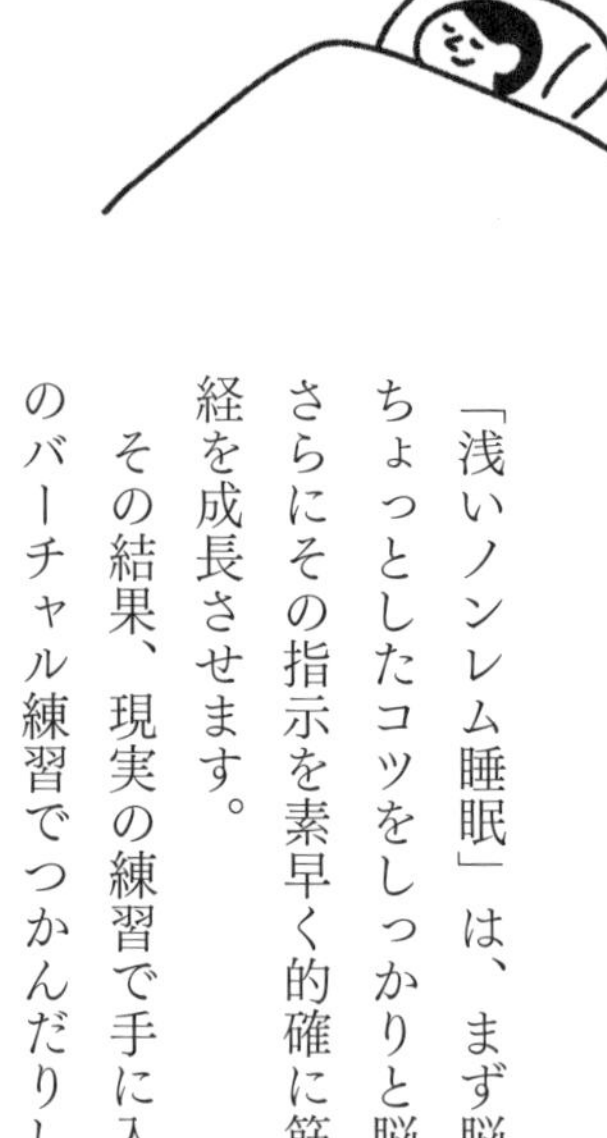

「浅いノンレム睡眠」は、まず脳が学んだ動きやちょっとしたコツをしっかりと脳内に定着させ、さらにその指示を素早く的確に筋肉へと伝える神経を成長させます。

その結果、現実の練習で手に入れたり、夢の中のバーチャル練習でつかんだりしたスキルを、翌日以降も再現できる状態を作ってくれるわけです。

友人の新聞記者から、こんな話を聞いたことがあります。

若手のスノーボード選手が最高難度の大技を習得しようとしていたときのこと。

何カ月も練習していて、あと少しのところでできなかった大技に、彼は夢の中で初めて成功しました。

目覚めて「なんだ、夢かぁ」とがっかりしていたら、翌朝から本当にその大技ができるようになっていたそうです。

まさに、「レム睡眠」中のバーチャルトレーニングの成果を、「浅いノンレム睡眠」が体に定着させた事例だと思います。

効果③　苦手意識やトラウマを克服できる

レム睡眠は筋肉が休んでいるものの、脳は活発に活動している状態とお伝えしました。

この状態をうまく使えば、これまで「できない」とか「苦手だ」と思い込んでいたこ

とを克服することも可能です。

たとえば、クモが苦手な人がいるとします。

この人に、寝る直前まで「クモは安全な生き物だ」「クモは害虫を駆除するなど、世の中の役に立っている」「クモの側から人間に危害を加えてくることはない」といった情報を与え続けた上で、眠りについてもらいます。

これを繰り返すうちに、クモを苦手とは感じなくなり、毛むくじゃらのクモを手に乗せられるようになるという例が実際に報告されています。

これは、睡眠中に「クモは安全だ」という知識が定着し、脳内でクモを触るという行動を体験した結果だと考えられます。

このメカニズムは、何度チャレンジしても越えられない壁が現れたとき、それを乗り越えるために役立ちます。

乗り越えるべき壁があるとき、意識すればするほどその壁が高く感じられてしまったという経験はありませんか。

「越えられない」という経験を重ねるうちに、潜在意識の中で壁の存在感が増してしまっているという心理状態が考えられます。

そういうとき、とことんまでやってみて、その日はダメでも「自分にはできる。必ずできる」と信じて一日を終えてみましょう。

「できる」という気持ちのまま夢の世界で壁に臨み、脳内で乗り越えてしまえば、現実にも好影響がでるはずです。

大谷翔平選手は、シーズン中に全く新しい球種を習得するなど驚異的な学習能力で知られています。

トレーニングで自分を追い込み、その日はできなくても「自分には必ずできる」というイメージを持って一日を終える。

その結果、夢の中で壁を乗り越え、睡眠中にそれが脳に定着する――。

大谷選手の成長が止まらない理由が、そこにあるかもしれません。

長眠の事前準備 1
家族や友人・知人の応援を得る
――「10時間の睡眠」を確保するには犠牲が伴う

それではいよいよ、長眠を実践していきましょう。

長眠は生活のリズムだけでなく心身の働きを大きく変える戦略なので、導入するのは一定以上の期間続けられるときにしてください。

期間が短ければ短いほど、効果はかなり限定的になってしまいます。

長眠は本書で紹介する戦略の中でも難易度が非常に高いものです。

大きく分けて2つのハードルがあり、1つは「**究極まで自分を追い込めるか**」ということ。

これができる人がそもそも極めて希なのですが、仮にそれができる人であっても、もう1つ前提としてクリアしなければいけないのが「周囲の応援を得る」というハードルです。

長眠で目指す睡眠時間は10時間ですから、たとえば午前7時に起きようとすると、午後9時に就寝しなくてはなりません。

音や光に邪魔されず眠らなくてはなりませんし、夕食もそれに合わせてかなり早く摂る必要がありますから、パートナーや家族の生活にも大きく影響してしまいます。

夕食の時間を考えると夜の会食などほぼ不可能ですし、午後9時以降は電話でもSNSでも連絡が取れなくなるので、友人や先輩など大切な人にはあらかじめ理解を求めておく必要があります。

普段から「信頼」を蓄積しておく

しかも、実際に長眠を行う人は、午後8時に寝て午前6時に起きるという生活パターンになることが多いようです。

次項で詳しく説明しますが、**長眠には昼寝が必要で、午前7時起きではお昼休みの時間帯に昼寝するのが難しい**という事情があるためです。

家族やパートナーからは単に理解を得るだけでなく、「あなたが頑張るなら、プライベートがどれほど犠牲になってもいい」と思ってもらえるほど、全力の応援態勢を取ってもらう必要があります。

そのためには、いざというときに「この人のためなら」と思ってもらえるよう、普段から努力や誠意ある態度を怠らず、信頼を蓄積しておくことが大切です。

長眠の事前準備 2

職場の理解を得るか、うまくやるか

——2時間ちゃんと昼寝をするための根回し

長眠には、1時間半～2時間程度の昼寝が不可欠です。

昼寝をすることで、「自分を追い込む→睡眠中にバーチャルでトレーニングし、それを定着させる」というサイクルを1日に2回行うことができ、**実践した方々は「1日を2回生きている感覚がある」と口をそろえます。**

長眠の昼寝は起きている時間の真ん中あたりで取るのが理想なので、午前7時から午後9時まで起きている場合は午後1時ごろから、午前6時から午後8時まで起きている場合は正午ごろからの2時間ほどとなります。

長眠のための昼寝は「ちょっと机に突っ伏して寝る」といったものではなく、しっか

りと体を横たえて寝る必要があります。

急激な成長のために必要な行動なのですが、普通に会社に勤務している方が職場に寝床を用意し、周囲が働いている中で眠るという行動はかなりチャレンジング。

職場で賛同を得るのは、今の日本では相当困難でしょう。

物理的に職場にマットレスを持ち込んだり、共用のソファを自分だけで占有したりする必要がありますし、昼休みを含む2時間であっても、「プラス1時間」の睡眠に理解を得るのはそう簡単なことではありません。

■長眠戦略のスケジュール例

睡眠
20
6
夕食・風呂
18
仕事
仕事
14
12
仮眠

長眠のすごさと必要性を職場の人々に説き、2時間の昼寝について心から理解を得るという「正面突破」ができるなら、それが理想でしょう。

たとえばオフィスに独立した自室を持つトップダウン型の経営者だったり、周囲の人が何も異論を唱えられないほど圧倒的な実績を残している人だったりすれば、実現できる可能性はありそうです。

会社員は、「1カ月限定」で実施してみる

ただ、正面突破ができないからといって諦める必要はありません。

在宅勤務やフリーランスの人なら、わざわざ誰かに「2時間寝ています」と伝えなくても、うまく時間をやりくりして昼寝のタイミングを作り出すことができますし、家にいるので寝床の心配もありません。

一日の大半を会社の外で過ごす外回り勤務の人も、たとえばフルフラットにした営業車やネットカフェなどを寝床にすることで、仕事と折り合いを付けつつ2時間の昼寝を確保できる可能性はありそうです。

会社員のみなさんに私がおすすめしたいのは、1カ月の予定を見通し、うまくやりく

りして、「この1カ月なら長眠できる」というタイミングを作ることです。

普段はフルタイムで出勤している人であっても、たとえば1週間の休暇を取り、その前後に在宅勤務や外回りなどの予定を組み込むことで、会社にわざわざ伝えることなく1カ月限定で昼寝時間を確保する、といった方法はいかがでしょうか。

自分を大きく変革し、成長させるためですから、場合によっては「季節の変わり目でちょっと体調を崩していて……」なんて方便を使ってしまうのも手でしょう。

そして、あなたの人生にとって、本当に長眠が必要なタイミングならば、在宅勤務ができる職場に移ったり、働き方を変えてフリーランスの道を選んだりするのも英断かもしれません。

長眠の事前準備

3

オーダーメイドの枕を作る
――ただし、完璧な一品を求めすぎない

10時間も眠り続けるためには、睡眠のための環境が極めて重要です。基本的な睡眠環境の整え方については、第1章の実践編で説明していますので、そちらをしっかりと実行してください。

ただ、長眠のためにはそれでも不十分。

プラスアルファの対策として、**オーダーメイドの枕を用意しましょう**。

今はちょっとしたショッピングモールなど、街中のいたるところに枕の専門店を見つけることができますし、価格も1万円台からとお手頃です。

多くのお店では、オーダー枕を作りたいとお願いすると、後頭部から背中にかけての

カーブを計測し、それを基に専門の相談員がベースとなる枕の高さを決めてくれます。高さの好みや中に入れる素材などの好みを聞き取り、微調整を繰り返しながら自分に合った枕を作ってくれます。

体が枕になじむ時間が必要

ただ、**注意したいのは「理想の枕」を追求しすぎないこと**。せっかく作ったオーダー枕でも、いざ寝てみると「何となくピッタリこないかも？」ということは起こり得ます。同じ素材でも環境や気分によって感じ方が違うことがありますし、計測データに基づいた枕であっても、昨日まで寝ていた枕とは違うわけですから、違和感を感じてもおかしくありません。

もちろん、「全く合わない」と感じるなら再度調整する必要がありますが、「オーダーしたのだから少しの違和感もないはずだ」と理想を追ってしまうと、いつまで経っても自分に合った枕に巡り合えない「枕難民」になりかねません。

データを計測して、専門家に相談してオーダーした枕なら、実際に「全く合わない」ということはないはず。

枕が体に、体が枕になじむのに多少の時間は必要なので、よほどのことがない限りはしばらく使ってみることをおすすめします。

そして自分に合う枕の形状や素材を把握できたら、次回からはそれと同じような既製品を買っても問題ありません。

ミニコラム

外出時の昼寝環境を整える

昼寝も、体をしっかりと横たえて眠ることが重要です。

先にも述べたように、**フルタイムで出勤している人なら職場にマットレスやソファなどの寝床を用意する必要があります。**

アイマスクや耳栓ももちろん不可欠でしょう。

在宅勤務やフリーランスの方は、夜と同じ寝床が使えるのでこの点の心配はありませんが、外回りなどで会社以外の場所で寝る場合は、たとえば車なら単に座席をリクライニングするだけでなく、後部座席を使ってフラットな寝床を作るといった工夫も必要になります。

寝返りが打てる程度の広さの寝場所が用意でき、できればリラックスできる服装に着替えられれば理想的です。

長眠の実行 1

脳に極限まで負荷をかける
――「今までできなかったこと」をとことん追求せよ

ここまで準備ができたら、いよいよ長眠の実践に移りましょう。

やるべきことは、シンプル。

「脳に極限まで負荷をかけること」です。

重要なのは、アスリートが採る長眠戦略であっても、**負荷をかけるべき対象は「肉体」ではなく、「脳」だということ。**

そして、脳への負荷となる運動の条件は「量をこなすこと」ではなく、「今までできなかったことをとことん追求する行動」です。

私が企業などでお話をさせていただくと、「僕は自分にものすごく負荷をかけています」とおっしゃる方がしばしばいらっしゃいます。

しかしお話を聞くと長距離を走っているとか、熱心に筋トレをされているといった例がほとんどで、残念ながら多くは長眠のために必要な負荷にはあたりません。

先ほどもお伝えした通り、長眠のために必要なのは「脳に極限まで負荷をかけること」です。

すでにできることを繰り返しても効果はなく、「これまでやったことがない新しい動き」や「今はまだできない未知の動き」を何とか身につけようとすることが、脳への負荷になります。

たとえば筋トレやジョギングの場合、今までやったことがない方が初めてやれば脳への負荷になりますが、「もう慣れっこ」という方が単純にそれを反復していても長眠のための負荷にはなりません。

したがって、長眠で急激な成長を得るためには、同じ競技の中でも常に新しい動きや技術にチャレンジし続けることが必要です。

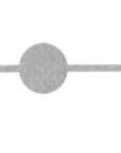

ハードなトレーニングにデータ解析を加えてみる

同様に、**体ではなく直接脳に負荷をかける場合でも、「できること」を繰り返しても長眠のための負荷にはなりません。**

単なる暗記や反復ではない、深くロジカルに、未知の世界に分け入っていくような思考こそが、本当の意味で脳への負荷になります。

「できることを繰り返す」と脳内でドーパミンが放出され、人は快感を感じることがわかっています。

ドーパミンに突き動かされた快感のための行動では、脳への負荷にはなり得ません。

筋トレやジョギング、百ます計算や数独といった習慣にはまる人は必ずしも努力家だったり克己心が強かったりするだけではなく、ドーパミンの影響も大きいわけです。

長眠を実践するにはこの点を自覚して、脳にしっかりと負荷をかけられる行動を取る必要があります。

長眠のための負荷を得るには、「できないことに挑戦する」「達成したら新しいことに挑む」という強い意志が求められます。

そして、10時間という長眠を実現するためには、このような「脳への負荷」を毎日、極限まで繰り返す必要があります。

脳だけ、身体だけで「極限までの負荷」を得ることはかなり難しく、その両方を併用することが効果的です。

たとえばアスリートならば、ハードなトレーニングに加えて、自身の競技を物理学や数学の観点から専門的に解析する。

語学や楽器を習得している人ならば、これまでやったことがないスポーツやピラティスなどの新しい動きにチャレンジする。

このように、長眠のためには身体と脳という2つのチャンネルの両方から、脳に極限まで負荷をかけていくことが必要です。

長眠の実行

2

「即オフ」で見たい夢を狙う
——寝る直前の1時間にやっておきたい5つの習慣

長眠のポイントの一つは、夢をバーチャルトレーニングの場として活用することでした。

見たい夢を100％見ることは不可能ですが、起きている間のトレーニングを夢にも持ち込める確率を上げるためには、頭の中を切り替えず、起きているときの思考をキープしたまま眠りに就く必要があります。

一方で、快適に眠るためには体をオンからオフに切り替えることも不可欠です。

そこで必要になるのが、「**寝る直前の1時間で、素早く体を睡眠モードに切り替える**」というスキルです。

脳に極限まで負荷がかかった状態とはいえ、眠りやすさには個人差があります。

目を閉じればすぐ眠りに落ちてしまうという人もいますが、やはりそのままでは目がさえて眠れないという人が多いので、体を睡眠モードに切り替えるための具体的な方法を学びましょう。

ステップ❶ 照明を暗くする

まず、部屋の照明を薄暗くします。**目安は500ルクス以下、できれば300ルクス程度が理想**です（照度計はスマートフォンのアプリで簡単に手に入ります）。

明かりの色は、蛍光灯の昼白色よりも、温かみのある電球色のほうが眠りを誘うと言われています。

ステップ❷ ぬるま湯につかる

浴室も同様に暗くした上で、**41度以下のぬるめのお湯に10分以上入浴しましょう**。

このとき、ラベンダーなど眠りやリラックスを誘う香りの入浴剤を使うと、効果抜群です。

ステップ❸ 風呂から出たらストレッチ

風呂から出たら、軽くストレッチをします。

ストレッチで筋肉の緊張が緩和されると、副交感神経が優位になるほか、体温も下がります。

人は睡眠に入ると体温が急激に下がることが知られており、これを利用して「入浴↓ストレッチ」でスムーズに体温を下げる狙いがあります。

ステップ❹ 体温・室温を調節する

室温はエアコンも上手に使って調整します。

夏場は28度程度、冬場は14度程度が目安です。

体温を放出しやすくするため、寝間着はスウェットよりも首元や袖口がゆったりと開いたパジャマタイプのものがおすすめです。

夏はそれでも体温が下がりにくいため、扇風機や冷却シートなどで積極的に体を冷やすようにしましょう。

ステップ❺ 聞き取れない洋楽を聞く

第2章の快眠戦略では寝る前に頭を切りかえるためのルーティーンや瞑想をおすすめしましたが、長眠の場合はＮＧ。

逆に、自身のトレーニングを振り返ったり、簡単におさらいをしたりと、目がさえすぎない程度に先ほどまでの思考を頭に残すよう心がけます。

自分にとって「これを聞くと眠くなる」という音楽があれば、適度なボリュームでかける程度はＯＫ。

一般的に歌詞があると心が動かされてしまうことが多いので、曲のみのインストゥルメンタルやあまり聞き取れない洋楽などが向くようです。

入浴後1時間を目安に、部屋を完全に暗くし、音も遮断して眠りに就きましょう。

長眠の実行

3

就寝中にトイレに行かない

──「夜のトイレ対策」は飲まない・溜めない・温める

脳に極限までの負荷をかけることができたとしても、10時間ぶっ続けで眠るというのは容易ではありません。

特に問題となるのが、人間にとって避けられない生理的現象、排泄です。

日本排尿機能学会の研究では、40代で40％、50代で60％の人がトイレに行くため夜中に起きてしまっていることがわかっています。

夜のトイレ対策は、大きく分けて3つ。

1 寝る前の1～2時間は水分の摂取を控える

長眠の場合、寝る1時間前に入浴するので大量の水分を摂りたくなりますが、飲み込むのはコップ半分程度にとどめ、基本的には水を口に含み、口の中や唇を潤(うるお)してはき出すようにしましょう。
利尿作用があるアルコールやカフェインはもちろん控えてください。

2 下半身の水分を全身に

それだけでは体内の水分が不足するので、続いて、起きている間に下半身に溜まっている水分を全身に引き上げます。

お風呂から出てストレッチを終えたあと、**かかとと床の間にクッションを挟むなどして、かかとを30センチほど高くした状態で10分間横たわります**（上図）。

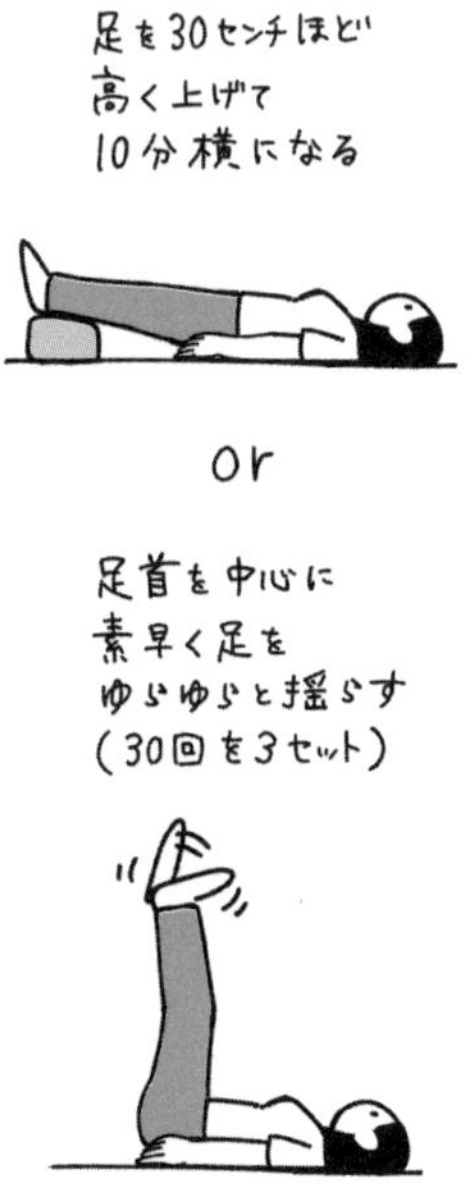

長眠の場合は素早く眠る必要があるので、腰を床につけたまま脚を垂直に上げ、足首を軸に、足を素早くゆらゆらと動かす運動（30回×3セット）でも代替できます（下図）。

3 腹巻でおなかを温めて寝る

また、おなかが冷えるとトイレが近くなってしまうので、全身は冷やしつつ、おなかだけは腹巻きで温めるようにしましょう。

エグゼクティブやトップアスリートの中でも、腹巻きを愛用している人は実はたくさんいます。

これらの対策でトイレに起きるのを防げても、寝ている間に汗をかくなどして、今度は逆にのどが渇いて目が覚めてしまうことがあります。でもそれは狙い通り。

枕元に、ペットボトルや水筒に入れた水を用意しておきましょう。

布団から出て、トイレまで歩いて、照明を付けて……という行動でしっかりと目を覚ましてしまうよりは、枕元に置いた水を口に含む方が睡眠に与える影響はずっと少なくて済みます。

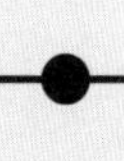

「実はただの惰眠」になりがち

実践編の冒頭で、長眠は他の戦略に比べて非常に難易度が高いとお伝えしました。

物理的に10時間＋昼寝2時間という眠りを達成することや、周囲の理解を得ることの難しさももちろんあるのですが、**最も難しいのは「本当に長眠ができているかを確認しづらい」という点にあります。**

長眠の効果を得るためには脳に極限まで負荷をかけている必要があります。

しかし負荷の度合いを自覚するのは困難ですし、人は誰しも妥協してしまい、つい自分に甘くなってしまいがちです。

「10時間眠れていない」という状態なら、それは明らかに脳への負荷が足りないので、早い段階で対策が可能です。

しかし仮に10時間寝ていたとしても、実は元々長く眠れる体質だっただけかもしれませんし、効果の薄い睡眠をだらだらと続けているだけかもしれません。

その場合、**睡眠時間は長くても実は長眠の効果は得られておらず、「ただ10時間眠っているだけ」の恐れがあります。**

大変恐ろしいことですが、人生の中も最も大切な時期と思い定め、自分を変革しようとしている貴重な時間を、ただ惰眠で浪費してしまうことにもなりかねません。

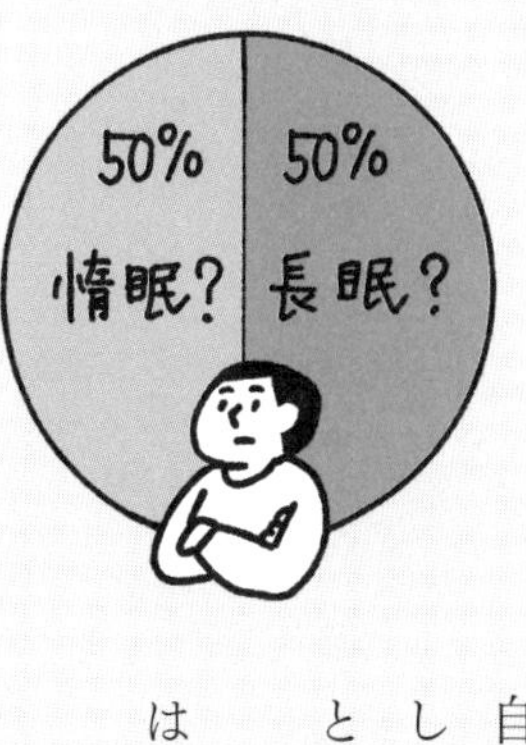

はっきりとした統計があるわけではないのですが、私自身が睡眠について指導してきた経験から、長眠に挑戦した人の50%以上が実は成功できていない可能性が高いと感じています。

残念なことに、長眠は誰もが簡単に実現できるものではないのです。

長眠か、ただの惰眠か——。

それを知る方法は、長眠の効果を実感できているかどうか、自分自身に問いかけるしかありません。

逆説的ではあるのですが、仮に脳への負荷が十分ではなく、脳科学的な意味では長眠の効果が出ていなかったとしても、自分自身が心の底から「よし、効果が出ているぞ」と実感できているなら、それは長眠に成功しているとも言えます。

長眠に最も必要なのは、自分を厳しく評価すること。

そして、少しでも効果が不十分だと感じたら、脳にこれまで以上の負荷をかけ続ける強い意志を持つことです。

評価基準が甘く、本当は効果が出ていないのに「効果あり」と判断してしまうようなことがあれば、人生の非常に重要な時間を失ってしまいます。

厳しさが足りないと信頼を失う

長眠を実践するには、家族やパートナーの応援や、友人知人の理解を得る必要があるとお伝えしました。

周囲の支えが不可欠な長眠を実践しているのですから、その信頼を裏切らないよう、通常以上に自分自身を厳しく律する必要があります。

長眠で家族に負担をかけているのに、もし昼間の努力を怠っていたら？

職場で昼寝をしているのに、退社後に外出して飲酒しているところを同僚に見られたら？

仮にやむにやまれぬ事情があったとしても、たった一つの出来事で周囲からの信頼を失ってしまいかねません。

長眠は自分自身を大きく成長させる半面、周囲との関係をある程度犠牲にしてしまう可能性が高い戦略です。

この戦略を採る以上、周囲から自分がどう見られているかを通常の何倍も強く意識する必要があります。

長眠戦略の第一人者と言える大谷翔平選手や藤井聡太八冠は、その謙虚でおおらかな人柄や、常に努力を怠らない姿勢が広く知られています。

だからこそ、「球場に自分用のマットレスを持ち込んでガチ寝している」とか「対局中に控室の布団で昼寝した」といったエピソードも、「自分勝手」や「マイペース」とは捉えられず、「さすが超一流」と好意的に受け取られるのでしょう。

長眠は、誰でも簡単に実践できる戦略ではない、と申し上げました。

仮に実践できたとしても、周囲との信頼関係が壊れてしまっては人生全体の成功は遠のいてしまいます。

長眠で真の成功を収められるのは、自分自身の能力を高めるとともに、周りの誰もが認める人間性、それに基づく周囲との信頼関係、そして自分への厳しさといった全人格的な成長も実現できる人なのかもしれません。

第4章

戦略④
深夜に無敵の時間を作る★
黒柳徹子の
「二分割睡眠戦略」

二分割睡眠戦略とは

二分割睡眠は、午後9〜10時など夜早い時間から3時間眠り、深夜に起床して3時間しっかりと活動したあと、もう一度3時間眠るという方法です。

最初の睡眠で「深いノンレム睡眠」に入って日中の疲れから回復するので、深夜の3時間は心身ともに完全にリフレッシュした状態で過ごせます。

その3時間の疲れも2度目の睡眠で解消するので、翌朝もすっきり迎えられます。

タレント、ユニセフ親善大使、エッセイストと多才な活躍を見せる黒柳徹子さんが実践している戦略です。

特におすすめしたいのは、小学校低学年ぐらいまでのお子さんがいて、寝かしつけが必要なご両親です。

夜中の3時間、子どもは夢の中ですし、電話やメールに邪魔されることもなく、テレビなどの誘惑もない、自分のやるべきことに100%集中できる無敵の時間帯が手に入ります。

しかも、世の中が眠っているのに自分は活動しているというワクワク感が、受け身ではなく能動的・積極的に活動できる精神状態を作り出してくれます。

毎日3時間、元気いっぱいで過ごせる自分だけの時間が新たに現れるのですから、集中して質の高い仕事をこなすもよし、副業に本腰を入れるもよし、趣味や資格試験に使うもよし、可能性は無限に広がります。

『そらまめくんのベッド』などで知られる絵本作家のなかやみわさん、「News23」の小川彩佳キャスターらが、子育て期に活用しています。

そして、この戦略の最大の魅力は、本書でご紹介する7つの戦略のうち、**間違いなく最も簡単に実践でき、多くの人には副作用もほとんどないという点です。**

この章を読んできちんと準備をすれば、明日からでもすぐに実践できます。

それでいてプラスの効果は絶大ですから、ある意味、現代人にとって最もハッピーな戦略と言えるかもしれません。

二分割睡眠はどういう人に向いているか

二分割睡眠戦略は、次のような人に最適です。

〈短期的には〉

- 副業や投資、資格試験など新たな挑戦を始めたい
- 趣味などに本腰を入れて取り組みたい
- 通信制の大学や大学院などで学びなおしたい
- 子育てに疲れ、自分だけの時間がほしい
- 子どもの支度があり、朝活できない
- 気分が晴れず、メンタルに問題をかかえている
- 仕事や学校から帰宅後、やりたいことがあるのについ寝てしまう
- 短眠に挑戦したがうまくいかなかった

〈長期的には〉

- 幼児～小学校低学年程度の子どもを育てている
- 子どもが早く寝なくて困っている
- 子どもの学力を向上させたい
- 「子どもがいるから」と諦めていることがある
- 朝活をしたいが朝起きるのがちょっと苦手
- 実は7～8時間もまとめて眠るのが苦手で目が覚めてしまう

二分割睡眠は、子どもにとってもプラスが多い戦略です。

学力の面でも、精神的な面でも、いい影響が期待できます。

また、子どもの有無にかかわらず誰でも手軽に使えるので、右の例に当てはまらなくても、やりたいことがあり「新たに3時間が手に入る」と聞いて喜びを感じるなら、試してみて損はないと思います。

Case Study ❹

大手企業事務職

安西さん（仮名・40代女性）の二分割睡眠戦略

安西さんは夫と子の3人家族。大手企業で働きながら4歳のお子さんを育てています。

子どもを午後9時ごろに寝かしつけていたのですが、なかなか眠ってくれなかったり、自分もうっかり寝てしまったりすることがしばしば。そこから家事をすることになるので、睡眠不足が常態化していました。

しかも子どもが寝たあと、ついついストレス解消のためお酒を飲んだり、ネットで動画を見たりショッピングをしたりして、さらに睡眠不足に……という悪循環でした。

そこで安西さんは、子どもと一緒に午後9時にいったん就寝し、午前0時に起きる二分割睡眠を開始。午前0時からの3時間はできなかった仕事や趣味、スキルや資格習得に充て、また3時間寝て午前6時に起きる生活にしました。

すると寝不足を感じることがなくなり、朝から気分よくハイスピードで家事を片付けられるように。仕事も家族関係も順調で、自身の体調も絶好調です。

効果① 無敵の3時間が手に入る

二分割睡眠で手に入る1日3時間のボーナスタイムは、あなたの毎日をより充実したものに変えてくれます。

しかも、そのときのあなたは、いつものあなたではありません。

3時間の深い眠りで昼間の疲労から回復し、目はぱっちりと冴え、頭脳はすっきり明晰、何かに取り組もうという意欲にもあふれています。

私が睡眠指導をしている中で、**二分割睡眠を実践している人のほとんどが、抑うつ度を測定するQIDSチェックの数値が大幅に改善しています。**

医学的な根拠はまだ不明なのですが、私の経験上、二分割睡眠は精神状態を改善し意欲を高めてくれる効果が期待できます。

さらに、（パートナーも一緒に二分割をしている場合はパートナーがとなりにいますが）深夜ですから来訪者やメールなど何にも邪魔されない、自分が好きなように使える時間です。

ピカピカ光る星を手に入れたあのちょびひげのゲームキャラクターのように、まさしく「無敵の3時間」が毎日やってくるのです。

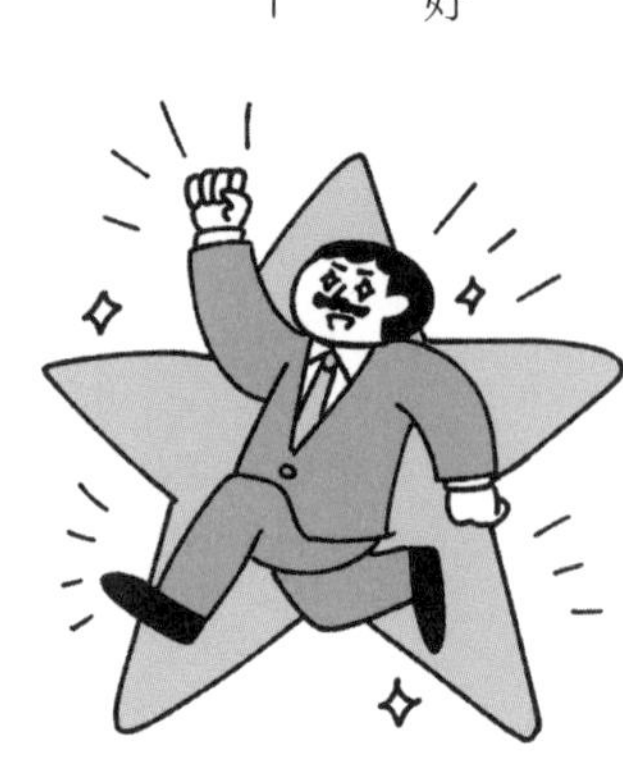

効果② 子どもの情緒が安定する

日本の子どもたちは、世界各国に比べて睡眠時間が短いことが知られています。**最大の原因は、子どもの就寝時間が遅いことです。**

子どもに必要な睡眠時間は3〜5歳で11〜13時間とされているので、朝7時に起きるとしたら午後8時には就寝している必要があります。

ところが、厚生労働省が2001年生まれの4万人の子どもを対象に行った調査では、4歳6カ月時点で最も多い就寝時刻は午後9時台で50・1%、次に多いのは午後10

時台の21・9％で、午後9時以前に就寝する子は全体の2割にも満たないという結果でした。

特に両親が働いている家庭で遅くなる傾向がみられており、親の忙しさが子どもの就寝時間に影響を与えていることがわかっています。

睡眠不足は、子どもの情緒に深刻な悪影響を与えます。

イライラ感が増すことで乳幼児のぐずりや児童の多動傾向などが引き起こされることが報告されているほか、いわゆる「キレやすい」傾向が生まれること、ひいては不登校や引きこもりの原因にもなりかねないことが様々な研究で明らかになっています。

睡眠時間が短い子どもは、自己肯定感が低くなるという研究結果もあります。

二分割睡眠を実践すれば、子どもの就寝が遅くなるという問題を一掃できます。

大人たちは一度寝ても夜中に無敵の3時間が待っているわけですから、とにかく「決まった時間に就寝する」ことに集中できます。

ソファでまったりするのも、好きなテレビ番組を見るのも、気になっていた動画をチェックするのも、明日の会議の作戦を練るのも、全部後回しでＯＫ。
子どもたちも、親がテレビを見ているのに「早く寝なさい」と言われたら不満でも、親も一緒に寝るなら納得してくれるはずです。

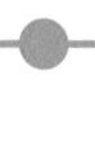

効果③　子どもの学力がアップする

子どもの就寝が早まり、適切な睡眠時間を確保できるようになると、学力のアップも期待できます。

睡眠時間と成績との相関関係については様々な調査で明らかになっていますが、たとえば２００３年に広島県教育委員会が行った調査によると、**小学5年生の国語と算数で、睡眠時間が10時間までは長くなるほど成績が上がり、8〜9時間の子どもたちが最も好成績という結果が出ています。**

二分割睡眠による子どもの学力への好影響は、睡眠時間の長短だけにとどまりません。

幼少期の「読み聞かせ」が、その後の学力アップに大きく影響することは広く知られています。

子どもを持つ親なら誰しもやってあげたいと思っているものの、なかなかそんな時間が取れないと悩んでいるのでは。

二分割睡眠で決まった時間に親子で就寝するようになれば、その時間に絵本を読み聞かせることを簡単に習慣化できます。

ベッドに入り、絵本を読み聞かせて、一緒に眠りに就く。

親にとっても子どもたちにとっても、なんと幸せな時間でしょうか。

効果④　お金と時間の浪費を防げる

スマホを片手にソファに座り、通販サイトでおすすめ表示された商品をつい買ってしまったり、動画サイトで自動的におすすめされる作品をなんとなく延々と視聴してしまったり。

脳が疲れている状態では、人は受動的になりがちです。

ＡＩを駆使した最近の通販や動画のサービスは、そんな脳の隙を的確に突き、あなたをサービスに取り込もうとしてきます。

でも、二分割睡眠で手に入れた「無敵の3時間」のあなたはひと味違います。

脳の働きが能動的ですから、自分にとって本当に必要な商品や動画だけを自ら選んで手に入れることができます。

メルカリでつい不要なものを買っていた自分から、むしろ家にある不用品を出品してお小遣いを稼ぎ出す自分へと変われるかもしれません。

1日に新たな3時間が生まれるだけでなく、ＡＩの思うままに差し出していた時間とお金も、自らの手に取り戻すことができるのです。

効果⑤　クリエイティブな自分になれる

フランスのラスコーには、世界遺産にも登録されている有名な壁画があります。

■夜こそクリエイティブな作業を

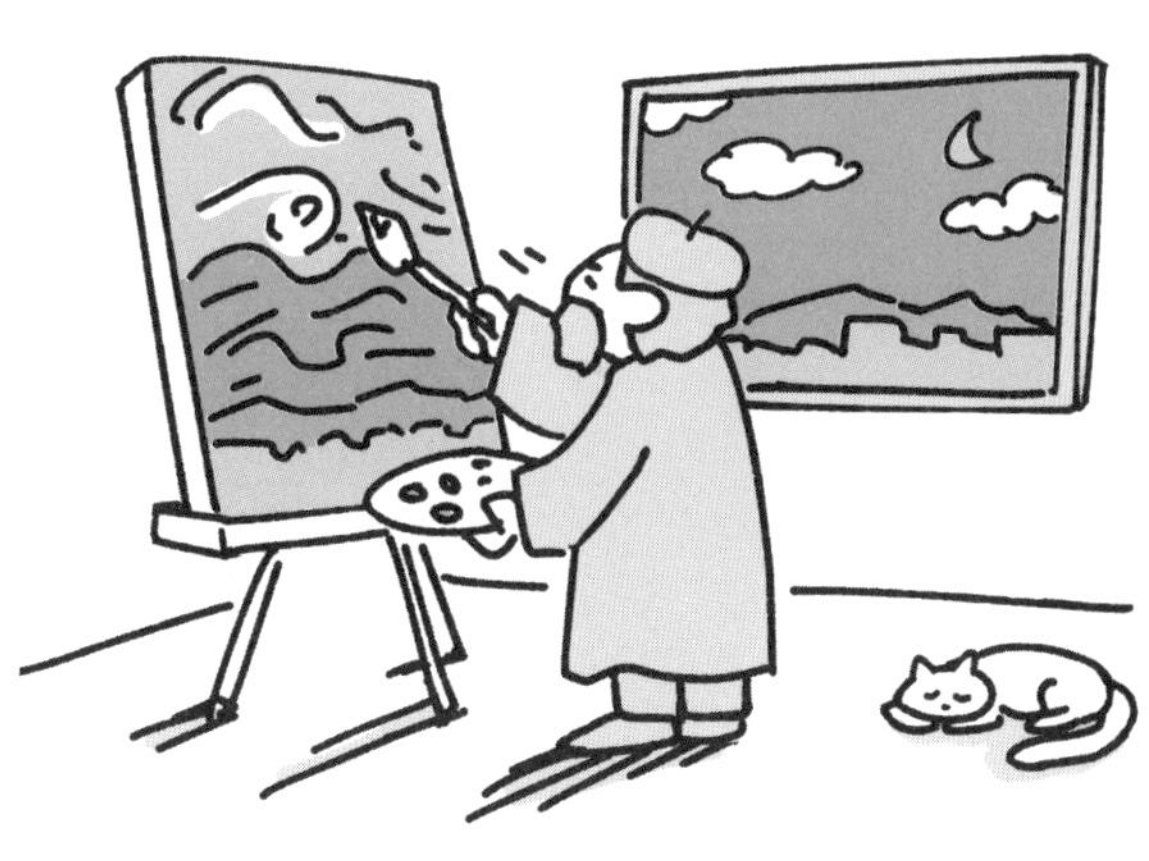

動物や人々の生き生きとした姿を描いたすばらしい壁画は、石製の優れたランプの光で描かれたことがわかっているほか、すばるや様々な星座も描かれていることから、一説には夜間に描かれたものではないかといわれているそうです。

また、ゴッホの代表作の一つ「星月夜」は、精神病院の病室に閉じ込められ、夜間はキャンバスに絵を描くことを禁じられていた時期の作品で、ゴッホが鉄格子越しに見た夜景が元になっているとされています。

多くの研究者は、ゴッホが昼間に想像で描いたのではなく、病室にあった炭などで元となる絵をスケッチしたと推測しています。

夜の闇の中で生き生きとした動物たちを描いた古代の人々。絵筆がなくとも、夜の病室でわき上がるインスピレーションを抑えきれず、手元にあった炭で名作を生み出したゴッホ。

夜には人をクリエイティブにしてくれる効果があります。

「無敵の3時間」を、普段とはちょっと違う、クリエイティブな営みに使ってみるのもすてきな試みだと思います。

二分割睡眠の事前準備
1
バイブ式の目覚ましを手に入れる
――「飯、風呂、寝る」の後は3時間後に起きるだけ

先にもお伝えしたように、二分割睡眠は他の睡眠戦略に比べて、圧倒的に簡単に実践できます。

まずは夜9時～10時をめどに、就寝する。これだけです。

「そんなに早く寝られないよ」と思っている方は、実は大きな勘違いをしています。

昼間の疲労に加え、夕食でおなかは満たされ、お部屋でリラックスした状態ですから、脳の働きは間違いなく大幅に低下しています。

つまり誰もが眠りやすい状態になっているのです。

だからこそ、夕食後はソファでついうとうと……なんてことが起こりがちです。

居眠りはせっかく高まった睡眠への欲求を大幅に低下させてしまうので、このタイミ

ングでうとうとするなら、寝室でしっかり寝た方が絶対にお得。
子どもを寝かしつける場合は、むしろ一緒に寝ないことの方に無理があると言っていいほどでしょう。
体が眠りを欲している状態ですから、眠るためのルーティーンなどを細かく考える必要もほとんどありません。

夕食を食べ、お風呂に入り、しっかり準備をして、決まった時間に寝る。二分割睡眠のスタートは、それだけでOKです。

家族に配慮して目覚ましをかける

むしろ最初の課題は、3時間後に起きることです。

1人で寝る方は普通にアラームをかければいいのですが、子どもが一緒の場合は子どもたちが目を覚まさないよう、振動で起こしてくれるタイプの目覚ましをポケットに入れるなどして寝る必要があります。

スマホのバイブは、枕元で作動すると驚くほど振動が響いて家族みんなが目を覚ましてしまいかねませんし、ポケットに入れると体重で割れてしまったり、あるいはポケットから抜け落ちてしまったりといったことも起こりがちです。

睡眠を計測するデバイスに振動アラーム機能が付いていればそれを使ってもいいですし、千円台程度で売られている小型の振動式目覚ましを手に入れるのも手でしょう。

3時間の睡眠ですっきりと目が覚めない場合は、ノンレム睡眠の最中に起きてしまっている可能性があります。

デバイスでご自身の睡眠のサイクルを確認し、起きる時間を前後にずらして眠りが浅いタイミングで起床できるよう調整しましょう。

二分割睡眠の事前準備

2

４度の「お色直し」で、脳のスイッチを切り替え

――パジャマで睡眠、起きたら「おしゃれ部屋着」に

みなさんはどのような服装で寝ていますか。

部屋着と寝間着が同じ服、という人も多いのですが、**二分割睡眠を実践する場合は寝間着は寝間着、部屋着は部屋着とはっきり分けることが大切です。**

寝間着にはスウェットやジャージーのようなタイプではなく、綿など通気性のいい素材で、襟元が適度に開いていて、前がボタンになっており、袖口や裾がリブ（ゴム）で締まっていない――いわゆる典型的なパジャマタイプのものをおすすめします。

１７５ページでお伝えしたように、体温をスムーズに逃がすことができる服のほうが眠りに就きやすいという理由もあるのですが、**パジャマタイプを選ぶのにはもう一つ、脳に「これから寝るんだな」と認識させる狙いがあります。**

二分割睡眠は1日に2回、就寝と起床を繰り返します。

スムーズに眠りに就き、起床後活発に活動するためには、服装を替えることによって脳に「これからオフの時間」「今はオンの時間」と認識させ、モードの切り替えを促すことが効果的です。

寝間着を「いかにもパジャマ」なものにするのはそのためですが、「これを着るだけで眠くなる」というほどお気に入りの寝間着があるなら、もちろんそちらを使っていただいてもかまいません。

■寝間着と部屋着を分ける

寝間着

部屋着

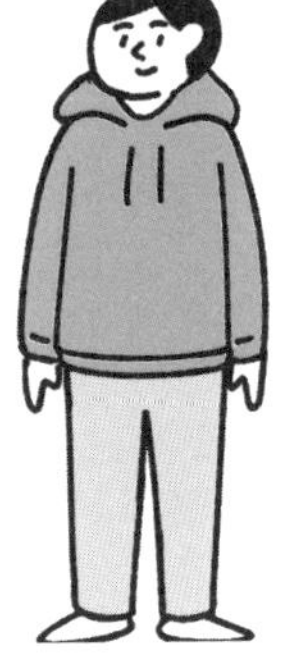

一方、部屋着の方は脳が「オンの時間帯だな」と認識できるよう、「近所のコンビニぐらいならこのまま出かけられる」というレベルの服装にします。

ファッションの世界では、このような服装を「ワンマイルウェア」といった呼び方をするようです。

もちろん、着心地がよくリラックスできることは大前提。

高いものでなくてかまいませんので、これまで部屋着に無頓着だった方も少しだけ頑張って、ギリギリ人前に出られるレベルの部屋着を用意しましょう。

帰宅したらまず部屋着に着替え、入浴後はパジャマに。

3時間寝て、起きたらすぐに部屋着に着替え、2度目の就寝前にはまたパジャマに着替える。

合計4度の「お色直し」で、脳のスイッチをしっかりと切り替えていきましょう。

二分割睡眠の実行

1

育児を理由に帰宅
――「定時に帰れない……」がなくなる必殺ワード

実践しやすい二分割睡眠ですが、急な残業や職場の飲み会、取引先との会合などもあるビジネスパーソンにとって「午後9時〜10時に必ず家にいる」という命題をクリアすること自体がなかなか大変なことです。

ただここでも、二分割睡眠は他の戦略に比べて優位性があります。

子どもがいて、寝かしつけを兼ねて二分割睡眠をしている人は、子どもをダシに使ってしまえばいいのです。

職場で堂々と、「毎晩必ず子どもに絵本を読んでから一緒に寝ることにしてるんです」と宣言してしまいましょう。

今の世の中、ワークライフバランスを大切にするのは社会の常識です。

あなたがパパであれママであれ、「毎日必ず子どもと一緒にベッドに入る」という習慣を宣言されたら、上司も同僚も「どうぞどうぞ」と全面同意するしかありません。

しかも**あなたには「無敵の3時間」があるのですから、もしその時点でやり残した仕事があれば、「持ち帰って家でやりますね」とにっこり笑えばいいのです。**

たとえば午後7時半で仕事を切り上げれば、その日の子どものお迎えや夕食の支度はパートナーに委ねざるを得なくても、就寝には間に合わせることが可能でしょう。

飲み会も、たとえばスタートを6時半に設定して、冒頭の1時間程度しっかりと座を務めたところで「子どもが待ってるのでここで！」と切り上げれば、取引先や同僚らにも十分に顔が立つのではないでしょうか。

子どもがいない人が二分割睡眠を実践する場合も、堂々と「こういう睡眠法をやっています」と伝えるのが吉です。

簡単にできて誰もがやってみたくなる戦略なので、「へぇ、そうなんだ」と関心を持ってもらえること間違いなしです。

とはいえ、あなたの影響で二分割睡眠を始めた上司から、夜中の1時に連絡が来てしまっては困りものですが……。

二分割睡眠の実行

2

「2度目の就寝」を確実に成功させる
――ショートルーティーンを作る

二分割睡眠で少しだけ苦労するのが、「2度目の就寝」です。

寝起きからパワー全開で活動して、脳がフル回転している状態から急激にオフモードに切り替えるにはちょっとした工夫が必要です。

先にお伝えしたパジャマと部屋着の「お色直し」もその一つです。

眠りやすさには個人差がありますし、その3時間でどのぐらい疲れているかによっても違ってくるのですが、ここでは基本的なルーティーンをお伝えします。

ルーティーン❶ 「ちょこっと糖質」

2度目の就寝の1時間前になったら、眠気を導くために、ほんの少しだけ糖質を摂取します。

小さなケーキやお菓子、アイスクリーム、ミニタイプのカップ麺などを、「全部食べきらなきゃもったいない」と思わず、少しだけ口にするイメージです。

眠気を誘うハーブティーも大変おすすめです。

ルーティーン❷「パジャマ+歯磨き」

就寝30分前になったら、部屋の明かりを少し暗くしたり、電球色に変えたりするとともに、仕事や勉強、作業のペースを少しずつ落としていきます。

就寝5分前には、パジャマに着替えて歯磨きをします。

「パジャマ+歯磨き」は、鉄板の「これから寝るぞサイン」ですから、ここでしっかりと脳を睡眠モードに切り替えます。

絶対に午前4時までに就寝する

無敵の3時間を実際に経験すると、楽しくて仕方がない、もっとこの時間を楽しみたいと感じる人が多いようです。

ただ、**絶対に守っていただきたいのは「午前4時までに寝る」ということです。**

たとえば東京の場合、夏場は午前4時半前後に日の出を迎えるので、その30分前には夜が白んできます。

人は、空の明るさを見ると目が覚めてしまう上に、「早く寝なくては朝が来てしまう」という焦りも加わり、眠りに就くのが難しくなってしまいます。

冬場でも、午前4時半を過ぎると新聞配達やルート配送のトラックなどが動き出し、外で様々な物音がし始めます。鉄道の始発も、午前4時台の後半が多く見られます。

4時を過ぎたらシンデレラのように魔法が切れてしまうわけではありませんが、**2度目の睡眠を取りそびれてしまうと、翌朝のコンディションに大きく影響してしまいます。**

どんなに調子がよく、もっともっと活動したいと思っても、無敵の3時間を延長するのは御法度(ごはっと)です。

寝そびれたら仮眠でしのぐ

それでも、もしも2度目の就寝が4時を過ぎてしまったり、あるいはちゃんと3時に寝たのに眠れなかったりして、2回目の睡眠を取れなかったら——。

心配はご無用です。

午前中多少ぼんやりすることがあっても、お昼休みに25分程度の仮眠（パワーナップ）を取ればすっきりした頭で午後の仕事に取り組めます。

どうしても忙しくてパワーナップの時間が取れなかったら5分、10分といったごく短い仮眠でも効果はあります。

そんな日は、家に帰って迎える最初の就寝が待ち遠しくて仕方がないはず。

崩れたリズムを1日で取り戻すのはすべての戦略に通じる鉄則ですが、二分割睡眠なら夕食後すぐ眠れるので、眠気をこらえる必要もあまりありません。

ミニコラム

夜中の活動に朝やる雑用を持ち込まない

実践編の最後に、無敵の3時間の使い方について1つアドバイスを。

この時間は、脳が活性化していて能動的、積極的、かつクリエイティブに活動できるタイミングです。

できることなら、日中はできないような、自分らしくチャレンジングな内容に取り組んでいただきたいと思います。

日中にこなせなかった仕事をここで片付けるのはある程度仕方がないのですが、翌朝やるはずだった家事や雑用をこの時間に持ち込んでしまうのは、ちょっと残念な時間の使い方だと思います。

実際にそれをやった方が、「自分は夜中に起きて何をやっているんだろうと悲しくなってしまった」とおっしゃっていたのが印象的でした。

無敵の3時間は、ぜひあなた自身を無敵にするために使ってください。

注意点

家族の理解は不可欠

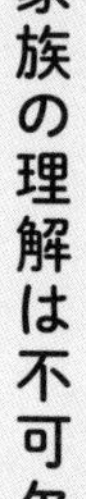

二分割睡眠の欠点を一言で言うと、「世間の常識から外れている」ということになると思います。

ほとんどの人が眠っている深夜にわざわざ起き出して、目をらんらんと輝かせて活動しているわけですから、知らない人が見たら昼夜逆転の状態で暮らしているようにも見えてしまいます。

なので、**実践する際にはまず家族にこの戦略についてよく説明し、理解を得ることが不可欠です。**

1回目の就寝時間と2回目の起床時間は家族と同じタイミングになるので、子どもやパートナーへの影響はほとんどありませんが、それでも夜起きて活動していることについては、きちんと伝えておいた方がよいでしょう。

夜動くのでどうしても電気代などは余計にかかりますし、何も知らなかった子どもがたまたま夜中に目を覚まして、バリバリと活動している親の姿を見たら、「大人ってこういうものなの？」とショックを受けてしまうかもしれません。

特に、両親や義両親は世代的にも、「夜は寝るものだ」という固定観念を強く持っていることが多いもの。

夜中に活動していることを知ると、「子どもに悪影響がある」といった誤った印象を持たれてしまう可能性もあります。

親世代と同居していたり、時に泊まりに来ることがあったりする場合は、面倒でも二分割睡眠が子どもたちにとってもメリットの多い戦略であることを説明し、十分に納得してもらうことをおすすめします。

実際に子どもへの好影響が大きい戦略なので、話せば必ずわかってもらえるはずです。

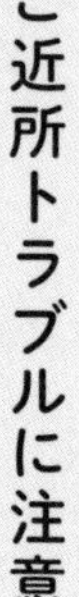

ご近所トラブルに注意

二分割睡眠で最も気をつけなければいけないのは、夜中の活動で周囲に迷惑をかけないことです。

家族に対してもですが、最も注意していただきたいのはご近所とのトラブルです。

夜中の0時〜3時に活動している人はほとんどいませんから、あなたが出すちょっとした物音や振動が、近所の人にとっては夜の静寂を破る迷惑な騒音と感じられるかもしれません。

特にマンションなど集合住宅の場合は、いすを引く音や足音など、昼間なら全く問題にならないような音さえ階下に響いてしまうこともあります。

あなたが活動している部屋の真下や、壁を隔てた隣室が、誰かの寝室かもしれないのです。

英会話を学んで大きな声で発音していたら隣家から壁をドンドン叩かれた、なんてことになったら、今後の生活に支障をきたしてしまいます。

ちょっと信じられないような話ですが、私が睡眠指導をした中に「二分割睡眠で生まれた3時間を笛の練習に使っている」という方がいらっしゃいました。

毎夜毎夜、夜中にどこからともなく聞こえる笛の音……。

ご近所のみなさんにとってあまりにも恐ろしいことですし、「どこから聞こえているか」が特定されたらもっと恐ろしいことが起きるかもしれませんから、笛はすぐに辞めていただくようお願いしました。

自分らしく、チャレンジングで、クリエイティブな使い方をしていただきたいとお願いした無敵の3時間ですが、やはり楽器やダンス、体操といった物音を立てざるをえないような内容は避けていただいた方が無難だと思います。

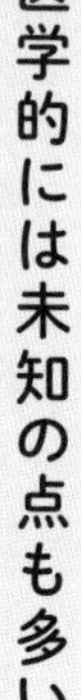

医学的には未知の点も多い

最後に、二分割睡眠については、長期的に実行した場合の医学的な影響などがまだ十分に研究されていません。

数多くの睡眠指導をしている私の経験からは、目に見えるような副作用が出ている方は1人もいらっしゃいませんが、これを10年単位で続けたときにどうなるのかまでは、私自身も「わからない」としか言えません。

医学的には、身体に与える影響は未知であるという点を頭に置いて、少しでも体調に不安があれば中止するなど、ご自身でしっかりと脳と体の様子を見極めながら実践していただければと思います。

第5章

戦略⑤
細切れでも頭すっきり♪
クリスティアーノ・ロナウドの
「多分割睡眠戦略」

多分割睡眠戦略とは

この章でご紹介するのは、**夜まとまった睡眠を取るのではなく、短い睡眠を一日に何度も取ることで代替する多分割睡眠戦略です。**

古くは万物の天才と呼ばれたレオナルド・ダ・ヴィンチが4時間ごとに15分という多分割睡眠を取っていたことで知られているほか、最近ではサッカー界のスーパースター、クリスティアーノ・ロナウド選手が「**90分の睡眠を1日5回**」**という睡眠を行っているとして話題になりました。**

この戦略をうまく使えば、たとえば乳児に授乳している親やトラックドライバー、長時間船に乗る漁師さんなど、決まった時間にまとまった睡眠を取れない方でも、脳の機能が低下してボーッとするようなことがなく、高いパフォーマンスを保って生き生きと活動することができます。

「子どものせいでなかなか眠れない」といったストレスからも解放されるので、精神衛生上もいい効果が期待できます。

ただこの戦略は、すべての方に、「ぜひやってみてください」とおすすめするものではありません。

理論的には、第1章でご紹介した短眠戦略をさらに突きつめた形になるので、長く続けると性格が攻撃的になったり、より強い刺激を求めるようになったりといった副作用も懸念されます。

また、インターネットで「分割睡眠」や「多相睡眠」と検索すると、「20分×1日6回」といった極端な眠り方が上位に表示されます。

このような眠り方は効果や安全性が科学的に確認されておらず、健康への悪影響も懸念されます。

本章では私なりにアレンジした、比較的使いやすく安全性の高い多分割睡眠のやり方をご紹介したいと思います。

多分割睡眠はどんな人に向いているか

多分割睡眠は、次のような人に適しています。

〈短期的には〉

- 0歳児に授乳中で夜何回も起こされる
- クライアントの都合で生活リズムが定まらないトラックドライバー
- 船上で待機と作業を繰り返す漁師
- 消防士や新聞記者などの職業でまとまった睡眠が取れない
- 夜間も海外からの連絡などに継続的に対応する必要がある
- 選挙中の候補者など極限状態まで多忙なとき

〈長期的には〉

● 1日の中で好調、不調な時間帯が明確にある
※長期的にこの戦略を採ることはおすすめしません

Case Study ❺

保険会社営業事務

赤木さん（仮名・30代女性）の多分割睡眠戦略

保険会社で働く赤木さんは30代で出産し、産休育休入り。赤ちゃんの睡眠が不規則で十分な睡眠が取れず、うつ状態になりかけたことから、多分割睡眠を採り入れました。

赤ちゃんは午後7〜10時ごろにまとめて眠ることが多かったので、赤木さんもこの時間帯にメインの睡眠を取ることに。あとは、赤ちゃんが寝ている間に25分間の仮眠を1日に4、5回取るようになりました。

すると睡眠不足が解消し、すっきりとした状態で過ごせるように。メンタルも大幅に改善しました。

生後6カ月ごろからは少しずつ赤ちゃんを夜寝かせる生活にシフト。できた時間を使ってマーケティングやプログラミングの勉強を始め、資格も取得しました。

動画を使って体を動かすこともでき、育休前よりもパワーアップした状態で無事に復職できました。

効果① 動物本来の姿に近い形で眠れる

現代人は、夜間に6~8時間の睡眠をまとめて取るというスタイルが主流です。この眠り方は「単相性睡眠」と呼ばれます。

一方、**犬や猫を含む哺乳類の多くは、短い眠りを一日の間に何度も繰り返して取ります。**

このような眠り方を「多相性睡眠」と呼び、こちらが生物本来の眠り方だと考えられています。

私たち人間も生まれたときは全員が多相性睡眠で、赤ちゃんの間は昼夜の区別なく寝て、数時間おきに目を覚ましますが、やがて夜の睡眠が長くなり、単相性睡眠へと移行していきます。

一説には、単相性睡眠は18世紀後半に起きた産業革命以降、労働者が日中に効率よく

■かつてのスタンダードは多分割睡眠

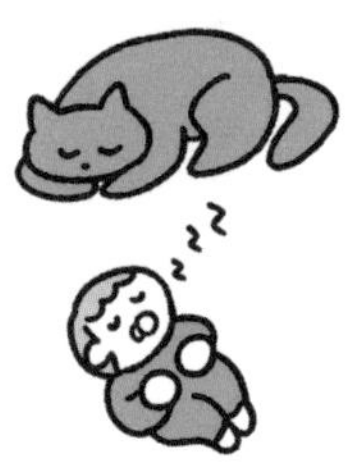

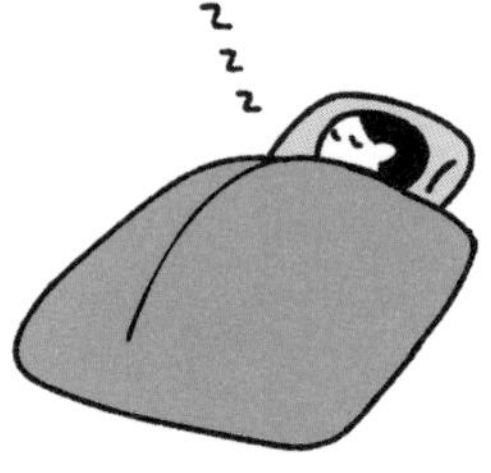

働けるようになったことで、都市部から徐々に定着したといわれています。

それ以前の人々は夜の睡眠を中心にしつつも、疲労回復のためのお昼寝や仮眠も織り交ぜる緩やかな多相性睡眠を取っていた可能性があります。

単相性睡眠は現代では主流の眠り方ですが、歴史は意外にも浅いと言えそうです。

適度な多分割睡眠は生物にとって自然な眠りに近く、現代人の私たちが受ける印象ほど奇妙で特殊な眠り方ではない、ということがわかっていただけたと思います。

ちなみに、欧米の論文や記事で、「日本人は住宅事情が悪いので家で十分に眠れず、電車の中や会議中に眠ることが認められている。彼らは今も多相性睡眠だ」といった論考を目にすることがあります。

「東洋人＝原始的」というステレオタイプが透けて見えて、かなり失礼な言い方だとは思いますが、「日本人は多相性睡眠気味」という考察には、なんとなく頷(うなず)いてしまう部分があるのも確かです。

やはり、欧米人から見ると日本人は今なお働き過ぎで、夜十分に眠ることもできていないと見られているのでしょう。

効果② 常識を捨てるだけでストレスが減る

授乳や職業上の制約などで、「細切れの睡眠がつらい」と感じている方は大変多くいらっしゃいます。

このような方は、実際に十分な睡眠が取れていない面もある一方で、もしかすると「睡眠は夜まとめて取るもの」という現代人の常識にとらわれ、**「自分は夜まとめて眠れていないから、つらい」という錯覚が混じっている可能性があります。**

第1章でご紹介した短眠戦略は、夜の睡眠を5時間に減らし、日中に25分間の仮眠を取ることで、フルパワーで長時間働くというものでした。

この章で紹介する多分割睡眠は、この応用編です。

まず、**主となる睡眠は3時間**。

この睡眠は夜でなくても問題ありません。1日のどこかで、3時間のまとまった睡眠ができればOKと考えてください。

この3時間で深いノンレム睡眠を取り、脳と体の疲れを解消します。

あとは15分程度の短い仮眠を必要に応じて数回取れば、眠気やパフォーマンス低下を感じることなく、活動を続けることが可能です。

多分割睡眠は、すべての方におすすめする戦略ではないとお伝えしましたが、否応なく多分割睡眠に近い眠り方を強いられている方はたくさんいらっしゃいます。

そんなみなさんに、「**夜まとめて寝る**」から、「**一日のどこかで3時間寝る**」へと、意

■多分割睡眠のイメージ

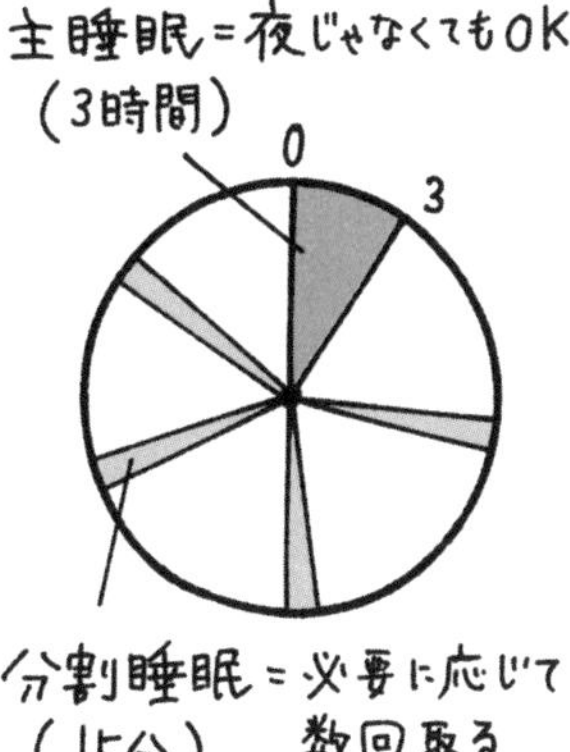

識を変えていただきたいのです。

常識を取り払い、新しいルールを決めるだけで、睡眠へのストレスが少しは解消するのではないでしょうか。

多分割睡眠の実行 1

1日のサイクルから「3時間」を見つける
――「3時間の主睡眠」＋「15分程度の仮眠の繰り返し」で乗り切る

それでは早速、多分割睡眠を実践しましょう。

インターネットである時期、1日に「20分×6回」といった極端な眠り方についてのリポートが話題になりました。

ただ、多くの人の睡眠を見てきた私の経験上、このような方法で長期的にうまくいった人は皆無です。

先ほどもお伝えしましたが、**私がおすすめする多分割睡眠は「3時間の主睡眠」と、「15分程度の仮眠の繰り返し」の組み合わせです**。

この方法であれば、多くの人が挫折（ざせつ）せず、また適度な期間であれば大きな健康上の問題も抱えることなく実行できると考えています。

この戦術を採るべき人は、基本的に「今すでに細切れの睡眠を強いられている人」で、「現在の睡眠がつらいと感じている人」です。

そのような状況に置かれている人にとって、多分割睡眠の実践そのものは、意外に難しくありません。

まず、1日の仕事のサイクルや赤ちゃんの眠りの傾向などを見極め、「3時間の主睡眠」を狙いにいくタイミングを定めましょう。

昼であれ夜であれ、「ここは3時間ぐらい空くことが多い」という時間帯を見つけ、そこで積極的に3時間の主睡眠を取ります。

もちろん、その日の状況によって眠れなくても問題ありません。

その場合は、他のタイミングでなんとか3時間を狙えばいいですし、どうしても難しく眠気がなくならない場合は、可能なタイミングで仮眠を重ねてしのぎます。

多分割睡眠の実行

2

眠れるときに寝る

―臨機応変な仮眠でパフォーマンス維持

睡眠時間が不規則な職業の代表格として、トラックドライバーが挙げられます。ドライバーのみなさんはパーキングエリアなどに停車して仮眠を取りつつ、目的地まで長距離の運転を行います。

指定された到着時間に遅れないよう、できるだけ目的地に近づいた上で、車内で搬入の時刻を待ちますが、時には荷主の都合で搬入の時間が変更になったり、目的地が変更になったりすることもあり、ここでかなりの長時間待つケースも多いそうです。

ドライバーさんにとって睡眠不足は事故に直結しますから、ある意味では全員が睡眠のプロです。

彼らは休憩中の仮眠に加え、右記の待ち時間もたくみに使って、短時間の仮眠を積み重ねていきます。

休憩のタイミングは交通状況や荷主の都合で変わるので、**「眠くなってから寝る」のではなく、「眠れるときに寝る」というスタイルが中心だといいます。**

実はこの眠り方こそ、多分割睡眠の本質を突いています。

寝ないから眠い、ではない

最新の研究で、眠気は睡眠不足によって引き起こされるのではなく、「脳が連続して覚醒していることによって引き起こされる」ということがわかってきました。

原因はまだ解明されていないのですが、覚醒し続けていることにより、体内に何らかの物質が蓄積しているのでは、との仮説があります。

つまり極論すれば、**短時間であっても時々仮眠を挟み込んで脳の覚醒を中断させれば、眠気を感じずに済む**ということになります。

トラックドライバーのみなさんは現場での経験をもとに、最新の脳科学の研究を先取りしていたわけです。

多分割睡眠を実践する際は、主睡眠以外に、15分程度の仮眠を1日に数回とるようにします。

タイミングは、「眠れるとき」でOK。

必要な回数は個人差がありますが、基本的には日中眠くならなければ適正な回数の仮眠が取れていると考えていいと思います。

ただし、短時間の仮眠だけでは深いノンレム睡眠が得られず、脳の疲労を解消することができません。

私が多分割睡眠で「一日のどこかで3時間の主睡眠を」とお願いしているのは、そのためです。

多分割睡眠の実行

3

「赤ちゃんリズム」で自分も寝る

―― 授乳中の睡眠不足を解消するには

次に、より深刻で緊急性の高い問題を抱えていると考えられる、0歳児に授乳している最中の方に向けて書かせていただきます。

赤ちゃんが夜何度も起きるのは、親にとって本当につらいものです。

ただ、「睡眠は夜まとめて取るもの」という常識を頭から追い出し、多相性睡眠が生物にとって自然な姿だという事実を意識すると、「赤ちゃんが夜何度も起きる」という行為も自然なことと感じられるはずです。

そして、授乳中のみなさんにお願いしたいのは、「**夜か日中かにかかわらず、赤ちゃんが寝ているときに自分も眠る**」ということです。

つまり、大人の常識を捨てて赤ちゃんのリズムで寝る、ということですね。

合わせて、赤ちゃんの眠りについて2つの統計データをお伝えさせてください。

データ❶ 0歳児の多くは1日1回以上、3時間半程度のまとまった眠りを取る

多分割睡眠では「1日に1回、どこかで3時間のまとまった睡眠を取る」ことが必要とお伝えしました。

「睡眠は夜まとめて取る」という常識を捨て、赤ちゃんの睡眠リズムに合わせて眠るようにすれば、統計上は一日のどこかで親も3時間の睡眠を取れる計算です。

もし赤ちゃんとうまくタイミングが合わず、3時間の眠りが取れなかったときは、パートナーの出番です。

一日の中で3時間、サポート役が赤ちゃんを100%引き受けることで、もう一方が3時間の睡眠を取れるようにしてあげましょう。

データ❷ 0歳児の平均睡眠時間は13〜16時間である

このデータに基づけば、赤ちゃんは大人よりはるかに長時間眠っているわけですから、赤ちゃんのリズムに合わせて眠れば、大人もしっかり仮眠が取れるという結論が導き出せます。

授乳中で赤ちゃん中心の生活を送っている人ほど、多分割睡眠を実践しやすいことがおわかりいただけたと思います。

「睡眠は夜まとめて取る」という常識を捨てること。

そして赤ちゃんのリズムに合わせて眠り、1日のどこかで3時間の睡眠を取ること。

この2つさえできれば、授乳中の多分割睡眠はほぼ成功です。

ぜひストレスを軽減し、すっきりとした脳の状態を手に入れてください。

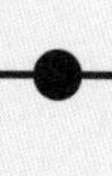

注意点

「人間らしさ」が失われてしまう可能性

多分割睡眠については、脳科学的にまだ十分に研究されていないことが多く、脳や体への影響がよくわかっていません。

ただ、「動物は多相性睡眠なのだから、人間も同じでいいはずだ」という考え方には、多くの専門家が疑問符を付けています。

我々ホモ・サピエンスの祖先とされる原人のホモ・エレクトスは約75万年前までに、火を使うことを覚えました。

火を手に入れた彼らは夜の間も猛獣に襲われる心配がなくなり、樹上ではなく地表でゆっくりと眠れるようになったと考えられています。

研究者の間では、火を手に入れ、夜まとめて眠るようになったことこそが、サルなどの動物と人間をはっきりと分け、人間を人間たらしめているという仮説があります。

ある程度の時間、警戒心を解いてまとめて眠れるようになったことで、脳は「レム睡眠」「浅いノンレム睡眠」「深いノンレム睡眠」という3つの眠りの恩恵をフルに受け、人間らしい知性や創造性を発達させてきたと考えられているのです。

この仮説が正しいとすれば、**動物と同じような極端に細切れの睡眠は、「人間らしさ」を失わせる可能性があります。**

仮に眠気を感じずに活動し続けられるとしても、知的な活動や創造性といった人間ならではの活動に支障をきたしてしまうとしたら、長期間にわたって行きすぎた多分割睡眠を続けることにはリスクがありそうです。

もちろん、この章でご紹介している「3時間の主睡眠と仮眠の組み合わせ」なら、行きすぎた多分割睡眠に比べるとリスクは軽減されます。

ただ、**手法としては短眠の一種になるので、第1章で**

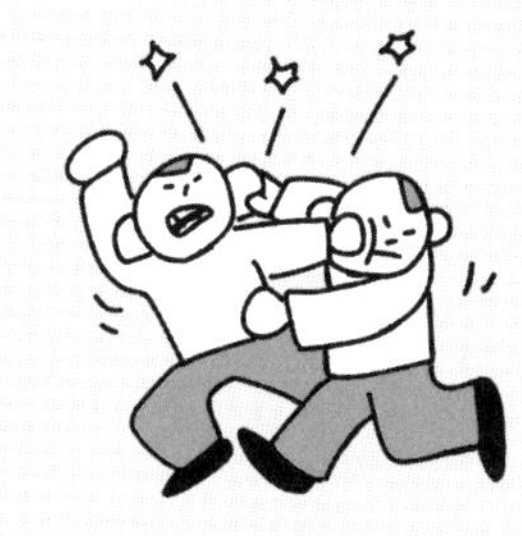

お伝えした短眠のリスクはやはり避けられず、長期間にわたって続けることはおすすめできません。

今の職場ではどうしても細切れの睡眠を続けなければならず、それが長期的に改善されそうにないという方は、当面は多分割睡眠でしのぎつつ、より働きやすい職場に転職するといった対策も、ぜひご検討いただきたいと思います。

赤ちゃんとの多分割睡眠も期限付きで

授乳中の赤ちゃんに合わせて多分割睡眠を使われる方も、この戦術を長く使いすぎることには注意が必要です。

赤ちゃんは生まれたときは多相性睡眠ですが、やがて夜寝る時間が長くなり、単相性睡眠に移行していくとご説明しました。

人間が多相性睡眠から単相性睡眠に移行していったのが産業革命という社会の変化によるものだったことを考えると、赤ちゃんが単相性睡眠に移行していくのも、親を中心とした周囲の環境に適応していくためと考えられます。

したがって、**親がいつまでも赤ちゃんに合わせた多分割睡眠を取っていると、赤ちゃんも夜まとめて寝るようになれません。**

多分割睡眠は、授乳による細切れ睡眠で疲弊し、ストレスを抱えている親にとって助けになる一方、長く続けると夜眠れない生活が長引いてしまうという矛盾も抱えているのです。

赤ちゃんのための多分割睡眠も、やはり急場をしのぐための戦術と考え、1歳を迎えるまでには夜まとめて眠る生活に近づけていけるようにしてください。

第6章

戦略❻
自分の時間を生きる＠マドンナの「フレックス睡眠戦略」

フレックス睡眠戦略とは

睡眠について考えるとき、「睡眠時間」や「眠り方」に目が行きがちなのですが、もう一つ、**「どの時間帯に眠るか」という要素も重要です。**

フレックス勤務や在宅ワークを導入する企業が増えたこと、そしてフリーランスという働き方が広がったことで、現代のビジネスパーソンは自分の24時間を自分自身で設計する自由度がかつてないほど高まっています。

午前7時に起きて、9時に出社して……という旧態依然とした生活サイクルに縛られることなく、早朝や深夜に自分の時間を持ち、プライベートを充実させたり、副業で自己実現したりといったことが可能になっています。

フレックス睡眠は、「自分自身が何時から何時まで眠るのか」を能動的に決めることで一日を効率よくフル活用する戦略です。

自身の勤務時間に合わせて一日をデザインすることができますし、たとえば朝たっぷりと練習したい学生スポーツ選手やアマチュアアスリートは朝型、誰にも邪魔されずに趣味を楽しみたい人は夜型、といった使い方も可能です。

世界的アーティストのマドンナは「夜の方がクリエイティブになれる」として、主に夜活動して午前4時に就寝。逆に、アップルCEOのティム・クックは部下たちが仕事を終えた夜間に大量に届くメールに目を通し、的確な指示を出すため、午前4時前に起きていることが知られています。

現代人がついつい陥りがちな「無意識のうちにどんどん就寝時刻が遅くなってしまう」という状態のとき、**フレックス睡眠のスキルがあれば簡単に理想の就寝・起床時刻へと修正することができます。**

なんとなく決まった時間に寝ていたり、「早起きは体によさそう」とか、「朝活が話題だから」といった理由で早朝に起きている人は多いのですが、フレックス睡眠を身につけることで、自分が寝ているべき時間と起きているべき時間のベストタイミングを考え、実践することができるのです。

フレックス睡眠はどんな人に向いているか

フレックス睡眠は、次のような人に適しています。

〈短期的には〉

- ずれてしまった就寝・起床時間を元に戻したい
- 繁忙期に限り早起きしたり就寝時刻を遅らせたりしたい
- 夏だけ早く起きて明るい時間帯をフル活用したい
- 副業や新規事業の準備のため一時的に深夜を使いたい
- 定期試験に合わせ深夜に勉強してそのまま登校するリズムにしたい

〈長期的には〉

- 朝活で始業前の時間を有効に使いたい

- 夜活動できる時間を増やして副業や資格取得に使いたい
- 極端な朝型や夜型といった自身の傾向が昔からずっと変わらない
- 一日の中で、はっきりとパフォーマンスが落ちる時間帯がある
- フレックス勤務で出勤時刻を自由に決められる
- パフォーマンス全開の時間帯を会社以外で迎えたい
- 職場を移り勤務する時間帯が変わった
- 就職したばかりで朝型の生活に早くなじみたい
- 部活の朝練や朝の自主トレーニングを充実させたい

9割以上の人は、実は朝型、夜型といった睡眠タイプを自在に変えられます。

だからこそ、ただ漫然と「朝起きて夜眠る」のではなく、起きている間の活動をもとに「何時に寝て、何時に起きるのがベストなのか」を真剣に考えてください。「朝起きは三文の得」という常識を、一度頭の中から取り払ってみましょう。

Case Study ❻

金融機関管理職

流川さん（仮名・40代男性）のフレックス睡眠戦略

金融機関で部長を務める流川さんは、子どもと一緒にすごす時間も大切にしたいと考え、ほぼ毎日仕事を家に持ち帰っていました。

とはいえ、帰宅したときには疲れ切った状態。子どもと触れあい、ストレス解消のお酒を飲みながら仕事を片付けるので、当然効率が上がらないばかりか、せっかく頑張って家にいるのに家族からは不評でした。しかも就寝はいつも午前1時で、会社でも午前中は全くエンジンがかかりません。

そこで生活リズムを一から見直し、「午後10時就寝、午前5時起床」という新しい時間帯に切り替えるフレックス睡眠を採り入れたのです。

すると夜も朝も家族と楽しくすごせるようになり、朝は家族のため朝食を作り、子どもに勉強を教えるようになったことで成績も向上。午前中からバリバリ働けるようになって仕事の効率が上がり、夕方には仕事がすべて終わるようになりました。

効果① 本当にベストな生活サイクルを手に入れられる

「あなたは朝何時に起きていますか？」という質問に答えるのは簡単ですが、「それはなぜですか？」と聞かれたら、ちょっと考えてしまいますよね。

そもそも、多くの人はなぜ朝、仕事の時間に合わせて起きるのでしょうか。同じ7時間寝るにしても、たとえば夕方就寝して、深夜に起床してそのまま寝ずに会社に行ったっていいはずなのに、そんなリズムで暮らしている人はあまり見たことがありません。

日本で生まれ育った人の多くは小学生のころから、いえ保育園や幼稚園のころからずっと、朝起きて、身支度をして家を出て……という生活を続けます。

その結果、「朝起きて、昼活動して、夜寝る」という基本的な生活サイクルを社会全体で共有していると考えられます。

ですが、このサイクルはあなたにとって本当にベストでしょうか。

脳が最高のパフォーマンスを発揮できるのは、一般的に起床してから4時間前後の時間帯といわれています。

シチズン時計が2023年11月に発表した調査結果によると、ビジネスパーソン（男女各200人）が「最も仕事に集中できる」と答えた時間帯は、午前10時が31・8％で最多となり、次いで午前9時が20・0％、午前11時が13・8％でした。

また「アイデアがひらめく」と答えたのは午前10時が21・3％、午前11時が10・8％、午前9時が8・0％と、やはり午前中が上位を独占しました。

アサヒグループ食品が2023年5月に発表した「睡眠に関する意識と実態調査」によると、ビジネスパーソンの平均起床時刻は午前6時27分だったので、パフォーマンス調査で上位を占めた午前9〜11時は、起床から2時間半〜4時間半後の時間帯に当たることがわかります。

ここで考えていただきたいのは、「**あなたのベストの状態をどう使うか**」です。

■パフォーマンスを発揮できる時間帯は？

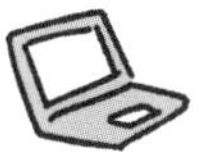

仕事に最も集中できる時刻

順位	時刻	割合
1位	10時	31.8%
2位	9時	20.0%
3位	11時	13.8%

アイデアがひらめく時刻

順位	時刻	割合
1位	10時	21.3%
2位	11時	10.8%
3位	9時	8.0%

出典：シチズン時計調査

たとえばフレックス勤務の人が、通勤ラッシュを避けて午前11時に出勤するという場合を考えてみましょう。

この人が午前7時以前に起きてしまうと、出勤した時点でベストの状態が終わっています。でも起床を午前9時にし、それに合わせて就寝も後ろ倒しすることで、起きて4時間後のベストパフォーマンスを無駄遣いせずに済みます。

一方、今は副業や資格の勉強などにパワーを振り向けたいと考えるなら、午前5時に起きて、ベストタイムとなる午前9～10時ごろまでは自宅で副業や資格の勉強に全力投球してから出社するという選択も考えられます。

夜の方が勉強に集中できるという人なら、午前9時まで寝て出勤し、退社から深夜までたっぷりと活動時間を確保するという考え方もあります。

いかがでしょう、早寝早起きが誰にとっても必ずベストとは限らないことがわかっていただけたと思います。

フレックス勤務の人を例にしましたが、自分の勤務時間をベースに睡眠を組み立てるという考え方は、午前9時出勤の人でも、夜勤中心の人でも同じです。

またフリーランスなどの人は自分自身の仕事のピークタイムをどこに置くか、そして家族との関係なども考慮して、睡眠を含めた24時間の生活サイクルまで主体的に決めることができます。

ただ、先に「9割の人は朝型、夜型を自在に変えられる」とお伝えしましたが、どうしても朝は頭がボーッとしてしまうなど一日の中でパフォーマンスが著しく落ちる時間帯があったり、逆に朝はめちゃくちゃ頭が冴えていたりという傾向が固定している方も希にいらっしゃいます。

得意、不得意な時間帯が昔からずっと変わらないという方は、その時間帯をフルに活用できる生活サイクルになるよう、睡眠時間を調整するのがいいと思います。

いずれにしても、自分自身を見つめ直し、「いつ寝るべきか」を真剣に考えることがフレックス睡眠の入り口です。

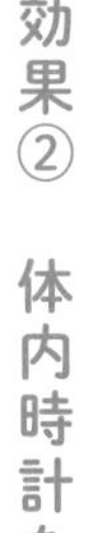

効果② 体内時計をリセットできる

年末年始や夏休みなどでまとまったお休みを取ると、ついつい就寝時間が遅くなり、朝もゆっくり寝てしまうという人も多いのではないでしょうか。

よく知られている話ですが、日本人の体内時計は平均24時間10分程度のため、放っておくと毎日少しずつ眠りに就く時間が後ろにずれていってしまいます。

ほとんどの人は朝決まった時間に起きることで体内時計をうまく調整しているのですが、長期休暇などの際はそれが乱れてしまうのです。

多くの人は早起きより夜更かしの方が得意、ということですね。

趣味の活動などでつい夜更かししがちという人はどんどん夜型になってしまい、気づくと睡眠時間が足りず朝起きるのがつらかったり、日中眠気に襲われたりという事態に陥りがちです。

また社会人になったばかりの若手のみなさんは、ふとした拍子に学生時代の夜型生活に戻ってしまい、朝どうしても起きられなくなって出社もままならないという深刻なケースもしばしば耳にします。

自分が理想と考える生活サイクルを取り戻したい——そんなときこそ、フレックス睡眠の出番です。

フレックス睡眠は、人と違った時間帯の睡眠を狙う戦略ではありません。**自分で就寝時刻と起床時刻を決め、能動的に生活サイクルを作り出す戦略ですから、今早起きが難しいと感じている人が早起きするためにも、当然うってつけです。**

具体的な方法はこのあとご紹介しますが、フレックス睡眠を身につけておけば、もし自分の生活サイクルが大きく乱れてしまっても、あわてず騒がず自分自身でしっかりと理想のサイクルを取り戻すことができます。

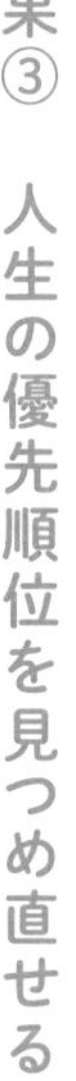

効果③　人生の優先順位を見つめ直せる

先ほど、起床後4時間前後のベストな状態を何に使うかを考えていただきましたが、これは自分自身にとって「今、何が一番大切なのか」を考えることにつながります。

睡眠の時間帯を主体的に決めることには、ベストの時間帯の使い方だけではなく、「一日の中でどの時間帯を大切にするのか」を考えるきっかけにもなります。

起業のため人脈を広げたいなら、夜な夜な深夜の繁華街に腰を落ち着けるのも人生の中で必要な戦略かもしれません。

子育て中でお子さんの健康を最優先にするため、子どもを起こすより1時間早く起きて、充実した朝ご飯やお弁当を用意するといった考え方もあるでしょう。

眠る時間帯を自ら決めることは、「何を大切にして生活するか」を決めることでもあるのです。

フレックス睡眠の事前準備

1

時間調整は「30分ずつ前倒し」で
――コルチゾールの分泌をコントロールして、スカッと起きる

それではフレックス睡眠を実践していきましょう。

最初に、自分が何時に寝て、何時に起きるのかを決める必要があります。

もちろん自分にとって必要な睡眠時間を確保するのは大前提。

その上で、先ほどもお伝えしたように、起きている間の自分の活動や周囲との関係性などもじっくり考え、就寝と起床の時刻を決めましょう。

目標とする就寝・起床時刻が決まったら、そこに向けて調整を始めます。

注目するのは、体温の変化です。

人は体温が上がると目が覚め、体温が下がると眠りに入るのですが、この体温の変化には「コルチゾール」という体内物質が関わっています。

コルチゾールは腎臓の上にある副腎（ふくじん）という小さな臓器から分泌されるホルモンで、ストレスへの対応や脂肪の分解など生命維持に欠かせない様々な働きを持ちますが、中でも起床に深い関わりがあることがわかっています。

起床を控えた時間帯になると、副腎でコルチゾールの分泌が始まります。

コルチゾールは交感神経を刺激して体温を上げるほか、脈拍や血圧、血糖値も上昇させることで、脳と肉体に目覚めを促します。

起きてすぐにパッと活動できる人はこのコルチゾールの分泌が活発なため体温が上がりやすく、逆になかなか動き出せない人は分泌が少ないことがわかっています。

起床のタイミングをコントロールすることは、「この時間になったら起きる」というリズムを体に記憶させ、狙った時間にコルチゾールの分泌が始まり、体温が上がるようにするのとほぼ同義なのです。

ホルモンの分泌タイミングをずらすためには、一気に睡眠時間を変えてしまうのではなく、**30分ずつ時間をずらし、体が順応してからまた30分ずらす**という手順を踏むことが大切です。

■コルチゾール分泌と体温の変動

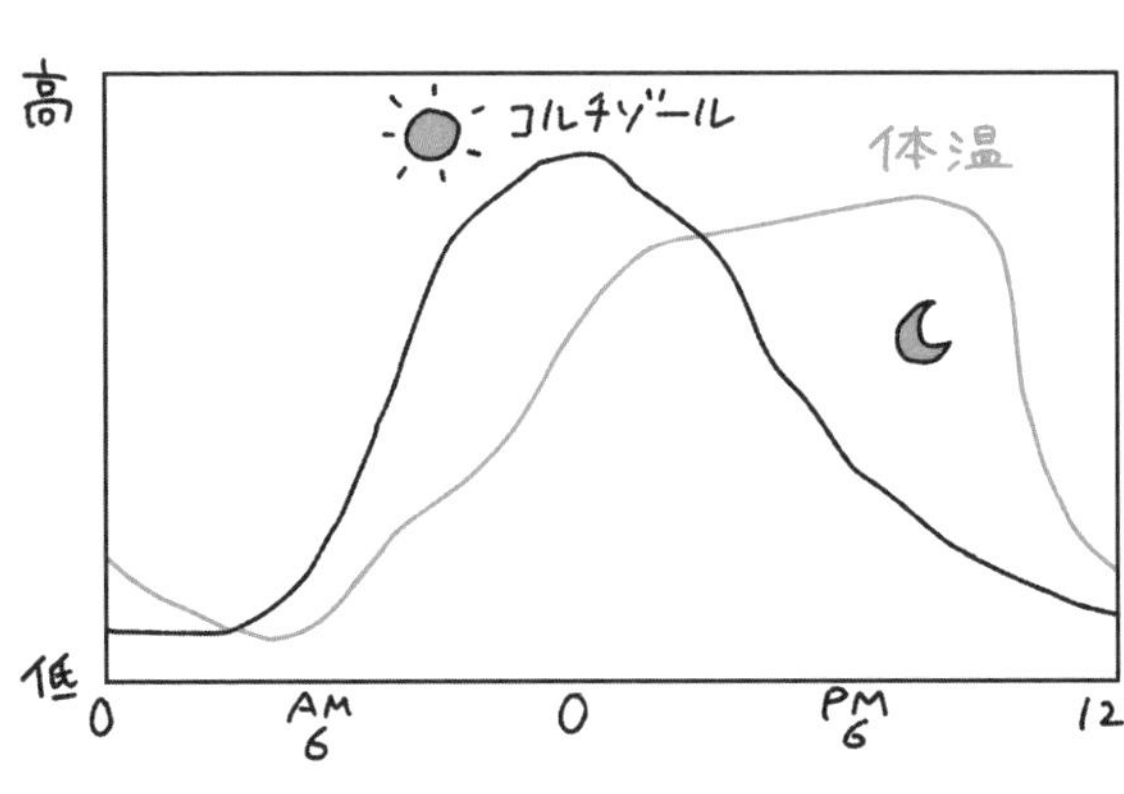

先ほどもお伝えしたように、多くの人は早起きより夜更かしに順応しやすいので、目標とする就寝・起床時刻が現在よりも遅い場合はスムーズにずらしていくことができるのですが、早めていく場合は慎重さが求められます。

30分早く起き、しっかり睡眠が取れているか、寝起きがすっきりしているかどうかを確かめ、**いつも通りの目覚めが得られるようになったら、また30分前倒ししていきましょう。**

ウェアラブルデバイスも活用して、質のよい睡眠が取れていることを必ず確かめながら進めていくことが大切です。

フレックス睡眠の事前準備

2

自分の睡眠タイプを知る

——簡単にわかるが、参考程度に

「自分は朝型だ」とか「夜型だ」と思っている人もいれば、どちらなのか全くわからないという人もいると思います。

第2章でも触れましたが、この「朝型」「夜型」は専門用語で「クロノタイプ」と呼ばれ、自分がどのクロノタイプなのかを簡単に調べられる「ミュンヘンクロノタイプ質問紙」というテスト（https://mctq.jp/）があります。

このテストは受検者を、強い朝型、朝型、やや朝型、中間型、やや夜型、夜型、強い夜型の7段階で判定してくれます。

自分自身のタイプを知ることは、自分の就寝・起床時間を決める上で一つの参考になりますのでサイトで受検してみましょう。

ご自身のクロノタイプはわかりましたか？

タイプによって、「もっと早起きできるかも」とか「夜の時間の使い方を再考してみよう」などと考えるきっかけになると思います。

ただし、テストの結果を気にしすぎることはやや危険です。

実は、ミュンヘンクロノタイプ質問紙でわかるのは、「今現在の生活に基づくあなたのクロノタイプ」にすぎません。

遺伝的に夜型とか朝型という人は確かに存在しますが、このテストではあなたが遺伝的に備えているクロノタイプの傾向がわかるわけではありません。

あくまでも、今のあなたの睡眠状態や主観的な感じ方を基にしているので、朝型の生活をしている人は朝型寄りの結果が出ますし、夜型の生活をしている人は夜型寄りの結果が出るわけです。

夜更かししがちで夜型の生活になってしまっている人が「夜型」と判定されたとしても、それは当然の結果です。

「自分は夜型のクロノタイプだから夜更かししていても仕方ないんだ」などと、本当にベストな睡眠について考えるのを放棄してはいけません。

夜型から朝型、朝型から夜型に変わることができる

多くの人は、手順さえ踏めば自分のクロノタイプを自由に変えられます。

ただ、今、実際には朝型の生活をしているのに夜型と判定されたり、その逆だったりという場合は、ある程度固定的なクロノタイプをお持ちで、今の生活につらさを感じているということかもしれません。

そういう方は、一度、今とは違う生活サイクルを試してみて、ご自身のパフォーマンスの変化を観察するのも手だと思います。

一方、今、夜型の生活をしていて、テストでも夜型と判定された方が、これから朝型に生活サイクルを変えていこうとされる場合は、なかなか困難な道のりになる可能性もあります。

次項からの内容に従って、30分ずつ慎重に就寝・起床時刻を前倒ししていく必要がありそうです。

いずれにしても、どんな結果が出た人も、ミュンヘンクロノタイプ質問紙の結果は固定的なものではなく、あくまで「今の状態」だということには注意しましょう。

フレックス睡眠の強化
1

光目覚ましですっきり目覚める
──強い光を浴びて脳を起床モードに

みなさんがもし、望んでいないのに昼夜が逆転してしまい社会生活に支障をきたすといった深刻な睡眠の問題を抱えたとき、多くの専門医が使う治療法が、「**光療法**」です。**フレックス睡眠でも、この光療法を応用した「光目覚まし時計」を使います**（次ページ図）。

これまで私が指導した多くの人に光目覚ましを試してもらっていますが、起きられなかったとか、不快だったという人は1人もいませんでした。

就寝・起床時間を意図的にずらしていくフレックス睡眠には最適ですし、そうでない方にもぜひ快適な目覚めを体感していただきたいと思います。

人は強い光を浴びる（＝視覚で感じる）ことで「朝が来た」と認知し、脳が起床の準備に入ります。コルチゾールが分泌され、体温が上がり、脳と体が自然に目覚めるので、たとえば音や振動で起こすのに比べて、効果は絶大です。

光療法はこのメカニズムを使ったもので、専用の高照度の器具を枕元などに置き、起床したい時間になったら強い光を発生させます。

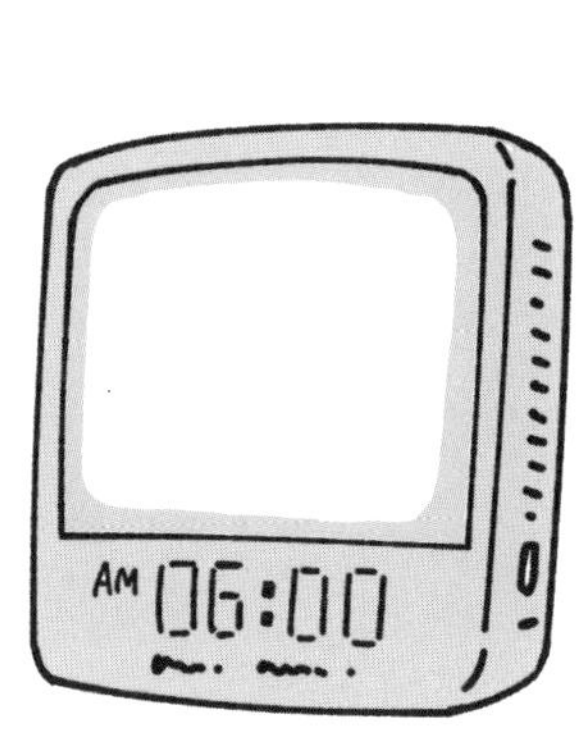

数千円で購入可能

高照度器具は医療機器なので簡単には手に入りませんが、個人で簡単に手に入る光目覚まし時計でも、現在は高性能な商品が様々なメーカーから発売されています。

価格も性能も多様ですが、光療法と同様の効果を得るためには、使う人が２５００ルクス程度の明るさを体感できることが必要とされています。

代表的なものは「トトノエライト」（ムーンムーン）や「SmartSleep　ウェイクアップライト」（フィリップス）など で、たとえばトトノエライトは20センチ離れた場所で3000ルクスの明るさを得られるとされており、枕元に置くなら性能的には十分です。

以前は数万円する商品も多かったのですが、最近は数千円で手に入るものも増えてきました。

選ぶ際は、寝室で商品を置く場所から自分の目までの距離を測って、その距離で2500ルクスの明るさを得られるかどうかを1つの目安にしてみてください。

使い方は通常の目覚まし時計と全く同じで、起床したい時間を設定して枕元に置くだけ。

上位機種にはじわじわと光を増していき、最後は最強の光とともに鳥のさえずりなどで起こしてくれるものもあります。

フレックス睡眠の強化

2

照明器具を交換する
――起床時はできるだけ白い光、就寝前は温かみのある電球色に

部屋の照明そのものをタイマー機能付きのものに交換して、光目覚まし時計と同じ効果を得ることもできます。

ＬＥＤ照明は10年程度使用できる上、安いものだと1万円台で手に入るようになってきましたので、光目覚ましよりコスパが高いと感じる人もいるでしょう。

照明を選ぶ基準は3つです。

- 明るさを自由に調節できる調光機能が付いていること
- タイマー機能またはブルートゥースなどでスマホとつなげて操作できる機能が付いていること
- 寝室など実際に設置する部屋にちょうどよい商品よりも、2ランク以上強力な商品

であること

たとえば設置するのが6畳の部屋で、商品ラインナップが「6畳用・8畳用・12畳用・16畳用」となっているなら、12畳用か16畳用を買います。

起床する時間に最大の光量で点灯するようタイマーを設定しておけば、光目覚まし時計と同じ効果が得られます。

一方、普段はそのままでは明るすぎるので、明るさを数段階落として使い、就寝前はより暗くすればスムーズに眠りに就くことができます。

明るさだけでなく光の色も変えられる機種なら、起床時はできるだけ白い光で脳の覚醒を促し、就寝前は温かみのある電球色にするのがおすすめです。

寝室の大きさにもよりますが、光目覚ましと同様の効果を得るには、おおむね9000～1万ルーメンの明るさを持つ器具を選ぶとよいと思います。

フレックス睡眠の実行
1

起きたい時間を強く意識する
―寝る前に3回、起きる時間を声に出す

世の中には、目覚ましがなくても起きたい時間に起きられるという人が実在します。そして、ある程度の得意不得意はあるものの、実はこのような能力は多くの人に備わっていると考えられており、実験でも証明されています。

起きたい時間に起きるためにやるべきことは「寝る前に、起きる時間を強く意識する」だけです。

もちろん、誰もが本当にその時間に目覚められるわけではありませんが、実験で被験者に「○時に起きてください」と指示したうえで時計のない部屋で眠ってもらったところ、指定した時間に合わせて実際に一定程度のコルチゾールが分泌されることが確認されました。

人には体内時計を使い、起きようと思った時間に合わせて体温を上げる機能が備わっていることが、科学的にわかっているのです。

起きる時間を意識する具体的な方法としては「寝る前に3回、起きる時間を声に出して言う」というやり方や、「起きたい時間の数だけ、1、2、3……と声に出しながら枕を叩く（たとえば6時に起きるなら6回）」といったやり方が知られています。

自分自身で起きたい時間を強く意識できればいいので、自分に合った新しいやり方を見つけてもOKだと思います。

光目覚ましのように確実な効果が期待できるとは限りませんが、手間もお金もかかりませんので、やってみても損はなさそうです。

フレックス睡眠の実行
2

起きたときの動線を用意しておく
――仕事の準備をしてから寝る

体温が上がりにくく、起きてしばらくは頭がボーッとしてしまうという人にとって、起床直後は何をやってもうまくいかないものです。

「あれどこに置いたっけ？」「何からやればいいんだったかなぁ」といったストレスが重なり、「ダメだ、うまくいかない」という記憶が残ると、朝起きることがより一層つらくなっていきます。

そんな人は、**起きたら何をやるかをあらかじめ決めておき、前日のうちにしっかりと準備しておくことが有効です。**

- 天気予報をチェックして、翌日着る服を決めて枕元に用意しておく

- 仕事をするならデスクの上に必要な資料をすべてそろえておく
- 掃除をしようと決めているならあらかじめ掃除道具をセッティングしておく

このように翌日の動線を整えておくことで、ボーッとした状態であっても順調に活動を始められるようになり、「朝は冴えない」という自分自身へのイメージを少しずつでも払拭することができます。

このやり方は、寝起きは悪くないという人にとっても応用可能です。

面倒で手を付けるのがつらい仕事であっても、前日に資料を用意して「あとはキーボードを叩くだけ」という状況を用意しておけば、取りかかるためのハードルはグッと下がるはずです。

せっかく理想の起床時間に起きるのですから、前日の準備によって、起きている時間をフル活用しましょう。

フレックス睡眠の実行

3

早く寝るためのスケジュール調整を行う
――起きている間にやるべきことをルーティーン化する

ここまで「起きる」ことにフォーカスしてきましたが、起床時刻をずらしたいなら、当然ながら就寝時刻をずらさなければ睡眠時間が維持できません。

寝る前のルーティーンを意識している人はもちろん、そうでない人も帰宅から就寝まである程度のルーティーンを持っています。

これまで通りのスケジュールで動いていたのでは、寝る直前に慌ただしく様々な準備をすることになってしまい、スムーズな入眠の妨げになります。

就寝・起床時間の調整はホルモンの分泌タイミングをずらす必要があるため30分ずつ慎重に進めますが、**起きている間のスケジュール調整は自分の意志だけでできます。**

たとえば飲み会の時間を早めたり、夕食後にダラダラしている時間を短くしたりする必要もあるかもしれません。

目標の就寝・起床時刻を決めたら、まずは起きている間の動き方をしっかりと見直し、理想の時間に就寝できるように調整していくことが大切です。

「時差ぼけ対策」を睡眠に応用しない

海外出張の機会が多いビジネスパーソンのみなさんなら、それぞれ独自の時差ぼけ対策をお持ちだと思います。

出発時は現地時間に合わせて、帰国時は日本時間に合わせてフライト中も起き続けたり、逆に無理やり長時間眠ったりと対処法は人それぞれなのですが、フレックス睡眠で就寝・起床時刻を調節するときは、そのやり方は忘れていただきたいのです。

先ほどお伝えしたように、起床時刻をコントロールするのは、コルチゾールの分泌タイミングをコントロールすることです。

たった1日、あるいは数日間、強引に就寝と起床の時刻を変えても、ホルモンの分泌タイミングを変えることは困難です。

出張時の時差ぼけ対策は体内の睡眠サイクルを本当に変えているわけではなく、「無理やり現地時刻（あるいは帰国後の日本時刻）に合わせて活動している」だけだと考えられます。

実際、旅慣れたビジネスパーソンほど海外出張中も日本時間をベースに生活し、アポイントメントの時刻を調整することで睡眠時間を確保するといいます。

これも現地の基準で見ると、「現地時間を度外視して、日本時間に合わせた生活サイクルを維持する」というフレックス睡眠と言えます。

様々な時差ぼけ対策がありますが、共通して言えるのは「本当に体のリズムを変更しているわけではない」ということ。

ですから、時差ぼけ対策が得意な方でも、フレックス睡眠を使う場合は30分ずつしっかりと就寝・起床時刻を調整するようにしましょう。

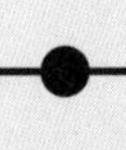

注意点

頻繁な時間帯変更は危険

フレックス睡眠は、普段通りの睡眠時間や睡眠の質を維持しつつ、時間帯を移動させるだけの戦術なので、ウェアラブルデバイスなどで睡眠の質が落ちていないことさえ確認していれば、健康などへのリスクはあまり大きくありません。

ただし、眠る時間帯を自ら主体的に決めるといっても、あまり頻繁に生活サイクルを変更するのは危険です。

個人差はありますが、**本当に体内時計を大きくずらし、本格的にコルチゾールの分泌タイミングを移動させるためには4週間程度かかるとも言われています。**

そのため、たとえば「シフト勤務に合わせて2週間ごとに朝型と夜型を入れ替える」といった極端な生活サイクルの変更を繰り返していると、体内時計が正常に働かなくなり、深刻な睡眠障害につながる可能性もあります。

何度もお伝えしているように、就寝・起床時刻を変更する際は30分ずつ、ウェアラブルデバイスや目覚めの感覚で睡眠の質をしっかり確かめつつ進めること。

そして、**いったん新しい生活サイクルを手に入れたら、3カ月は大幅な変更は避けるようにしましょう。**

1カ月やってダメなら撤退する

すでにお伝えしたように、ほとんどの人は自身のクロノタイプを自由に変更できるのですが、まれに遺伝的な傾向などで夜型や朝型に固定されている人もいます。

手順を踏んで睡眠時間をずらしていくことで、いったんは新しい就寝・起床時刻を手に入れることができても、その生活サイクルではどうしても質のいい睡眠が取れなくなってしまうといった場合は、新しい生活サイクルが自分自身のクロノタイプに合っていない可能性も考えられます。

無理なく就寝・起床時刻を移動したのに睡眠の質が下がってしまっているという場合、**1カ月間続けてみても改善が見られなければ、その時間帯に眠ることはいったん諦め、もとの時間帯に戻してください。**

仕事上の理由などでどうしても新しい生活サイクルに移る必要があるという場合は、専門医を受診することをおすすめします。

夜型を続けると健康リスクも

フレックス睡眠は健康上のリスクがあまり大きくないとお伝えしたのですが、唯一、夜型やそれに近い時間帯に眠る生活サイクルを選ぶ際は注意が必要です。

昼夜が逆転する生活が健康に及ぼすリスクについては完全に解明されているわけではないものの、様々な指摘がなされています。

古くは1976年に、フランスのヴィスナール教授が「夜勤が寿命を10年縮める」という研究報告をしました。

これは時代が50年近く前ですので現代にそのまま当てはまるとは限りませんが、2016年には米国のハーバード大が看護師7万5千人を対象に20年以上行った調査を元に、夜勤のある看護師は全くない人に比べて死亡率が11％高いという結果を発表しています。

また2018年には、米ノースウェスタン大が38～73歳の男女43万人超を平均6・5年間追跡調査し、クロノタイプと健康の相関関係を詳細に調べた結果を発表しています。

これによると、**「完全な夜型」の人は「完全な朝型」の人に比べて死亡リスクが1・1倍、精神障害リスクは1・94倍、糖尿病リスクは1・3倍、神経障害リスクは1・25倍、胃腸・腹部疾患リスクは1・23倍、呼吸器疾患リスクは1・22倍高かった**と発表しています。

これらの調査結果は「夜勤をしているかどうか」や「朝型・夜型」と死亡率に何らかの相関関係がありそうだ、ということを示しているものの、たとえば夜勤をしている人とそうでない人の詳しい生活習慣を調べたりしたわけではなく、理由まではわかりません。

ですが、様々な調査結果から、完全な夜型生活を送ることには健康上のリスクがありそうだという点は考慮する必要があります。

フレックス睡眠で生活サイクルを決める際、極端な夜型生活を長期間にわたり続けることは、避けた方がよさそうです。

第7章

戦略⑦
みんなで眠って、いいチーム◎
ラリー・ペイジの「チーム睡眠戦略」

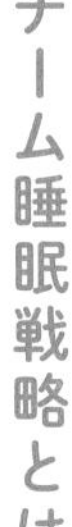

チーム睡眠戦略とは

ここまで、あなた自身の状況に応じて最高のパフォーマンスを発揮するための睡眠戦略を学んできました。

ただ、企業を経営していたり、管理職として組織を率いていたりする場合、自分１人がパフォーマンスを向上させるだけでは不十分です。

チーム睡眠は、あなただけでなくあなたが率いるチーム全体が質のよい睡眠を取ることで、チーム全体の生産性を最大化する戦略です。

近年では睡眠を社員の健康管理に採り入れる経営者が増えており、グーグル創業者のラリー・ペイジやナイキ創業者のフィル・ナイト、日本でもＤｅＮＡの南場智子ら名だたるリーダーたちがチーム睡眠を実践しています。

あなた一人がバリバリと働いても、メンバーが意欲を持って働いていなければ成果は上がりません。

あなたが最高のアイデアを思いついても、それを共有するための会議でメンバーたちが居眠りしていては意味がありません。

あなたがうまく組織を率いていても、メンバーの誰かが身体やメンタルの不調で離脱したら仕事が回らなくなります。

ここまで本書を読んできたみなさんは、6つの戦略を通じて睡眠がビジネスパーソンにとっていかに重要な武器であるかを十分に理解できているはずです。

今度はあなたが、その知識をチームのメンバーのために役立てるときが来ました。

これまでは私がコーチでみなさんは戦略を学ぶ側でしたが、ここからはみなさん自身がコーチ役となり、メンバーを質のよい睡眠に導く番です。

命令したり、強制したりするのではなく、メンバーが睡眠の重要性を知り、質のよい眠りを取ることによる効果を実感できるようにする。

まさに、あなたのリーダーシップが問われる局面になるはずです。

チーム睡眠はどんな人に向いているか

チーム睡眠はこのような人に最適です。

〈短期的にも長期的にも〉

- 自分が率いるチームの生産性を最大化させたいリーダー・経営者
- メンバーにも幸せに働いてほしいリーダー・経営者
- メンバーの体調やメンタルの不調を未然に防ぎたいリーダー・経営者

チーム睡眠は7つの戦略の中で唯一、自分一人ではできない戦略です。

チームの力を引き上げることが目的ではありますが、「リーダー自身の利益のため」という姿勢がメンバーに伝わってしまうと、チームワークが台無しです。

あくまでもメンバーにとってプラスになるよう、リーダー自身がフォアザチームの姿勢で戦略に取り組むことを忘れないでください。

Case Study ⑦

営業チームマネジャー
桜木さん（仮名・30代女性）のチーム睡眠戦略

中小企業で営業チームのマネジャーを務めている桜木さんは、自分自身も睡眠不足でメンタルと体調を崩しかけていました。ついメンバーにきつく当たってしまい、自信ややる気を失ったメンバーから退職希望も出るようになってしまったのです。

そこでまずは自分の睡眠を整えてメンタルを回復。強い言葉でメンバーを詰めることをやめ、応援型のマネジメントに切り替えました。

そして、睡眠の効果をメンバーにも体感してもらうため、睡眠改善でメンタル不調から立ち直った自らの経験をメンバーに告白。チーム睡眠戦略に乗り出します。
アイマスクをプレゼントして職場に仮眠の習慣を採り入れ、「朝みんなで元気で仕事を始めよう」をテーマにみんなで睡眠改善に取り組むようになりました。

このチーム睡眠戦略がはまり、朝イチのミーティングで計画を共有できるようになったことで営業成績が向上、社内で最も成果の向上率が高いチームになりました。

効果① 一人ひとりの生産性がアップする

睡眠不足が生産性に悪影響を及ぼすことは研究ではっきりしており、様々な影響が数値的に確認されています。

・2日間の睡眠不足により、認知的な欠落（集中力の低下）が3倍に増加
・2・2時間の睡眠時間減少で、道徳意識が10%低下
・睡眠時間の短縮により私的なネットサーフィンが3〜6%増加
・75時間の睡眠不足で、リスクの高い選択をする確率が40%増加
・一晩の睡眠不足で、創造的な洞察力を発揮する確率が60%低下
・一晩の十分な睡眠で学習の速度が20%、正確性が39%増加

また近年、チームの生産性を落とす要素として「**プレゼンティーズム**」という言葉が

注目されています。

ある人が会社に出てきているにもかかわらず、何らかの理由で業務効率が落ちている状態をいい、日本語では「疾病就業」とも訳されます。

原因となる症状は様々で、女性の月経不順など避けられない要素も含まれているものの、実は睡眠不足が大きな割合を占めているほか、片頭痛やメンタルの不調といった他の症状も睡眠不足と深い相関関係があります。

睡眠不足こそが、多くのチームのパフォーマンスを引き下げているのです。

この本を読んだあなたは、「チーム全員で短眠戦略をやれば、成果がすごいことに……」などと考えてしまうかもしれませんが、それはＮＧ。

睡眠は高度に個人的な問題ですので、どんな眠り方をするかを他の人間が指示することは許されません。

ただ、睡眠の大切さを知らないメンバーに、睡眠が持つものすごい効果を伝えることができれば、相手にとってもプラスになるはずです。

目指すのは、メンバー全員が睡眠の大切さを知り、あくまで自主的に質のよい睡眠を取ろうと努力してくれる状態です。

もしあなたがそれに成功し、チームメンバー全員が自らの睡眠の質を改善することができたなら――。

一人ひとりのパフォーマンスが劇的に上がり、その総和としてチームの生産性が大きく改善するのは間違いありません。

効果② メンバー間で戦略の共有度が上がる

あなたが示した組織の方針や戦略は、メンバーに伝わっていますか？

そう聞かれて、自信を持って「もちろん！」と答えられるリーダーはどれぐらいいらっしゃるでしょうか。

2017年に日本生産性本部が発表した興味深い調査結果があります。

「組織の方針・理念について理解していますか？」という質問に対し、一般社員の78・

2％が「理解している」と答えたのに対し、「方針・理念が部下に浸透している」と答えたリーダー（課長職）は43・2％にとどまったのです。

メンバーは理解していると思っていても、リーダーから見ると浸透していないという現実が浮かび上がります。

伝わらない理由は様々ですが、リーダーのみなさんはかつてメンバーの立場だったときを振り返ってみて、当時の上司が会議などでしゃべっている内容を常に真剣に聞いていたでしょうか。

連夜の接待や残業に疲れ果て、うとうとと夢うつつの中で会議に出ていたこともたくさんあるのではないかと思います。

睡眠不足のメンバーにとって、会議は居眠りのベストタイミングです。

自分がプレゼンをする会議なら真剣に取り組んでも、上司が一方的に話している方針や戦略なんて（部下の78・2％は「そんなの理解してるよ」と思っているわけですから）、ほとんど子守歌のようなものかもしれません。

組織全体で方針や戦略を共有し、一体となって取り組むことは、リーダーにとって不可欠であり当然のことです。

ところが、それをメンバーに伝える場である会議は、睡眠不足の人にとって仮眠室のような存在になってしまう。

もしもメンバーの多くが睡眠不足を解消し、頭がすっきりと冴えた状態で会議に臨むようになったら、リーダーのメッセージは今よりもずっと彼らの頭と心に刻み込まれるはずです。

メンバーの睡眠改善は、一人ひとりのパフォーマンスを向上させるだけにとどまらず、組織の一体感も高めてくれます。

個の力と組織力の両方を高め、相乗効果で組織全体の生産性を大きく引き上げてくれるのです。

効果③　部下のメンタル不調リスクを軽減できる

日本では近年、ワークライフバランスや各種ハラスメントの問題への理解が広がり、労働環境は「24時間働けますか」といわれた時代から大きく改善しています。

働く人々にとっても、当然心安らかに働けるようになったはず……と思いきや、メンタルの不調を訴える人はむしろ増える一方なのです。

厚生労働省の調べによると、**精神の障害による労災請求の件数は２００１（平成13）年度の２６５件からほぼ一貫して増え続け、２０２１（令和３）年度にはほぼ10倍にあたる２３４６件まで増加しています。**

そして同省の試算によると、年収５００万円の会社員が1年間休職した場合、会社が受ける損害は実に１４９０万円に達します。

■精神障害に係る労災請求件数の推移

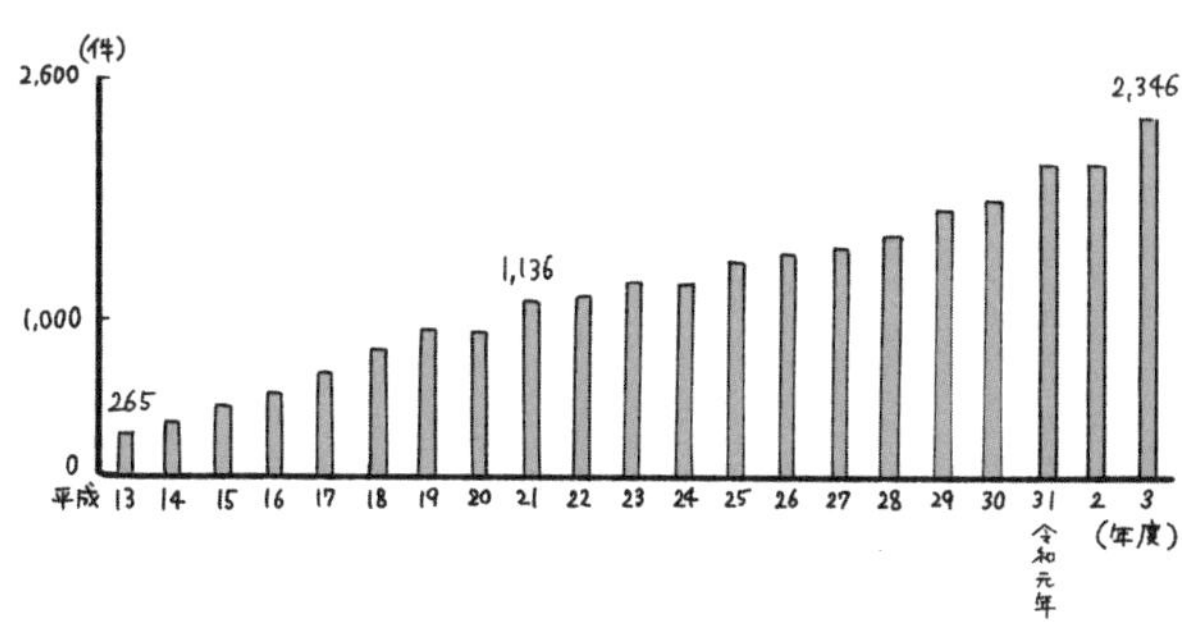

出典：厚生労働省「過労死等の労災補償状況」

部下がメンタルに不調を抱え、それが休業などの形で表面化してしまうと、上司や組織がその問題に介入するのは極めて困難です。

人は多くの場合、自らのメンタル不調という、この上なくプライベートな問題について会社や上司に相談したいとは思いませんし、場合によっては上司や組織そのものがストレスの原因になっている可能性もあります。

どうしても腫れ物を触るような扱いにならざるを得ず、結果的に本人が全く希望していないのに負担が少ない部署への異動が行われ、上司の人事評価にバッテンが付くといったケースがしばしば見られます。

大切なのは、メンバーがメンタルの不調に陥らないよう、事前に対策すること。その対策こそが、睡眠の改善なのです。

効果④　組織のダメージを未然に回避

序章で、睡眠にはメンタルを回復させ、進化させる機能があるとご説明しました。実際に人がメンタル不調に陥る原因は様々です。

親の介護に悩んでいる人、子どもの成績不振や非行に悩んでいる人、妻との関係に悩んでいる人、ギャンブルによる借金苦に悩んでいる人……。

人には千差万別の悩みがあり、会社や上司がその原因一つひとつに介入し、解消することなど到底不可能です。

ですが、その人にどんな悩みがあったとしても、質のよい睡眠さえ取ることができれば、メンタルに受けたダメージから回復し、一定の幸福感を手に入れ、自身が置かれた状況を受け入れて前に進むことができます。

メンバー一人ひとりが抱える個別の悩みに介入することはできなくても、よりよい睡眠を取れるようサポートすることで、問題の悪化を防げるのです。

メンバーのメンタル不調は本人にとってはもちろん、組織にとっても、リーダーにとっても深刻なダメージとなります。

チーム内で働きやすい環境や雰囲気を作ったり、カウンセラーや外部窓口に相談できる仕組みを作ったりすることは当然必要ですが、メンタル不調の原因が常に会社内にあるとは限りません。

メンバー一人ひとりが質のよい睡眠を取れるようにするチーム睡眠戦略は、組織とあなたが受けるダメージを未然に回避する最善の手段と言えます。

チーム睡眠の事前準備
1

自ら仮眠＆アイマスクをプレゼント
――部下に「睡眠マウント」を取るのは厳禁！

それでは本書でご紹介する最後の戦略、チーム睡眠を実践していきましょう。

ここからは、みなさんがメンバーのコーチ役です。

といっても、本書を手にしているみなさんとは違い、メンバーが睡眠に興味を持っているとは限りません。

いきなり「ねぇ君、睡眠ってのはさぁ」などと語りかけても、「うるせぇ、プライベートに入り込んでくるんじゃねぇ」と反発されてしまうのが関の山です。

ましてや、「パフォーマンスを上げるため今日から1日7時間以上寝よう」などと口にしたら、「プライベートに干渉した」として、あっという間にパワハラ上司扱いされてしまいかねません。

そこで、**まずはメンバーに睡眠の効果を実感してもらうところから始めることをおすすめします。**

会社帰りか次のお休みの日に、100円ショップで自分自身とメンバーの数だけアイマスクを買ってきてください。

用意ができたら、**まず自分自身が疲れを感じたとき、アイマスクをして部下の目の前で10～15分程度の仮眠を取りましょう。**

何度か仮眠を取り、メンバーが「ん？　なんかあの人、最近昼寝してるなぁ」と気づいてきたら、いよいよ第一歩。

「最近睡眠の本を読んでるんだけど、仮眠すると脳が回復するっていうからやってみたら、すっごくいいいんだよー！」などと言いつつ、メンバーにアイマスクをプレゼントしましょう。

「めちゃおすすめだから、みんなも仮眠やってみたら？」

これならメンバーのみなさんも強制された感じを受けませんし、上司が実際に仮眠しているので自分も試してみやすいはずです。

リモート勤務を導入している職場なら、アイマスクをプレゼントすると同時に、**TeamsやSlackなどの業務ツールで堂々と「仮眠中」と宣言して在宅でも仮眠が取れるようにしましょう。**

仮眠（ナップ）がもたらすとんでもない回復効果は、本書を読み進めてこられたみなさんなら、もうご存じですよね。

メンバーが必要なときに仮眠を取るようになるだけでも、個々のパフォーマンスは大幅に改善するはずです。

その結果、メンバーの多くが眠りの大切さを実感してくれたら、次の作戦です。

お昼寝タイムを導入する

脳を回復させる仮眠の効果がメンバーの中で共有されてきたら、**今度は25分間の仮眠（パワーナップ）をみんなで取る時間の導入を提案します。**

タイミングは、基本的な午前9時～午後5時勤務の職場なら、午後の始業前がベストです。

就業時間を使うことに会社や他の部署の理解が得られるなら、お昼休みが終わった直後の25分間を仮眠タイムにし、部署の照明を暗くします。

就業時間中に仮眠タイムを設定するのが難しい場合は、**お昼休みの後半25分間を仮眠タイムにし、やはり部署の照明を落としましょう。**

フレックス勤務の場合は、メンバーの出勤の状況などを見極め、周囲の意見も聞きながら、どの時間を仮眠タイムにするか検討してください。

仮眠タイム中はメンバー同士での声かけは自粛し、外部との通話や音が出るような作業をしたいメンバーは共用スペースなど部署外に席を移す、といったルールを定めるとよいでしょう。

外部からかかってくる電話に対応しないというのはさすがに難しいかもしれませんが、社内からの連絡や訪問は避けてもらえるよう手配できればベストです。

チーム睡眠の事前準備
2

本書で得た知識とスキルを共有する
——3つのステップで睡眠戦略の効果に興味をもってもらう

仮眠を取る習慣が付いたメンバーは、もはや睡眠の効果を確信し、自分自身の睡眠の質にも強い興味を持っているはずです。

この状況までこぎ着けたら、いよいよ良質な睡眠を取る方法について部下に伝える準備が整ったと考えられます。

ステップ❶　睡眠の重要性をシェア

まずは体感に加え、理論面からも睡眠の重要性を知ってもらいましょう。

睡眠がもたらす6つの効果（身体・脳・メンタル×回復・進化）については序章で説明していますので、まずはこの知識を共有します。

ステップ❷ 各メンバーが睡眠をチェック

あわせて、**55〜56ページでみなさんにも行っていただいた「エプワース眠気尺度」と「アテネ不眠尺度」についても紹介してください。**

個々のメンバーのテスト結果は、会社が社員の健康管理として正式に導入する場合を除き、あなたが知る必要はありません。

エプワース眠気尺度は4点以下、アテネ不眠尺度は3点以下のスコアが出ていたら及第点の眠りですので、メンバーが自分自身の睡眠の質を測り、改善を目指すことの大切さも伝えましょう。

ちなみに、私が運営するライフリーがビジネスパーソン4万7658人を対象に行ったテストの平均は、エプワース眠気尺度が4・30点、アテネ不眠尺度が4・36点でした。

メンバーのみなさんには、及第点の水準とともに、もう一つの基準としてこの数字をお伝えください。

ステップ❸　睡眠改善のアドバイス

メンバーが睡眠の質を改善することに興味を持ったら、**61〜62ページでお伝えした〈睡眠を改善する10のポイント〉を伝えてあげましょう。**

これを参考にすれば、基本的には誰でも睡眠の質を改善できるはずですので、ぜひメンバーのみなさんに共有してください。

あるいは、この本を通じてあなたが特に効果があったと感じた睡眠スキルを「自分のイチオシ」として紹介してもいいと思います。

チーム睡眠の強化
1

飲み会は「花金」じゃなく「花木」に

──過剰なアルコール摂取は睡眠の質を下げる

部署内での飲み会はメンバー同士の相互理解を深めてくれるなどチーム運営の有効な手段なのですが、先にお伝えした通り、アルコールの摂りすぎは睡眠の質を下げてしまう可能性があります。

大切なのは、飲み会を設定する曜日。チーム睡眠戦略における飲み会推奨日は、ずばり木曜日です。

より正確に言うと、月・水・金の飲み会は、絶対に避けてください。

理由をご説明しましょう。

休日明けの月曜日は多くの会社員にとって圧倒的にストレスが大きいことが様々な調査でわかっています。

月曜の夜は特に質のよい睡眠を取り、いきなりのストレスダメージから回復することが不可欠です。

週の真ん中にあたる水曜日の睡眠は、ここまで3日間の疲労から回復するために極めて重要です。

ここでしっかりと回復し、残り2日を乗り切ります。

金曜日は、「花金」という言葉があるように、翌日が休みという安心感もあり、つい飲みすぎてしまうものです。

金曜にアルコールを摂りすぎたり、遅い時間まで外出したりしていると土曜日の朝がつらくなり、週末の間に睡眠リズムが大きく乱れてしまうため、翌週に深刻な影響が出てしまう可能性があります。

火曜日よりも木曜日がいい理由

ということで、チームで開く飲み会におすすめなのは火曜日または木曜日となるわけですが、その中でも特に木曜日をおすすめするのには理由があります。

睡眠は落ち込んだメンタルを回復させる効果があり、睡眠が足りなかったり質が悪かったりすると、その回復が不十分なまま朝を迎えることになります。

しかし木曜に飲み会を開くと、翌朝は金曜日です。

「あと1日乗り切れば週末だ！」という希望が持てるので、メンタルの悪化を最小限に食い止めることができるのです。

チーム睡眠の飲み会は、「花金」ではなく「花木」を徹底しましょう。

チーム睡眠の強化 2

パフォーマンスの減退が目立ったら、仮眠を促す

――繁忙期こそ眠りが大切

チーム睡眠がその真価を発揮するのは、繁忙期です。

ただでさえ業務業が激増しているところに降りかかる急な発注変更や思わぬトラブルへの対応で、メンバーたちはもうへとへと。

そんなときこそ、リーダーは睡眠の大切さを強調し、積極的に睡眠を取るよう呼びかけましょう。

可能な限り残業を減らすのはもちろん、リーダーや他のメンバーが残っていても、帰れる人はすぐに帰って睡眠を取るようにします。

どうしても前夜の仕事が遅くなったときなどは、仮眠タイムでなくても、まとまった仮眠を取るように声をかけてあげてください。

睡眠時間は確保できているか。睡眠の質はどうか。寝覚めはすっきりしているか。

部下の睡眠の状態を気にかけ、こまめにサポートします。

睡眠による身体・脳・メンタルの回復が不十分なまま働くと、ストレスがどんどん蓄積します。

そうなるとストレスを解消しようと過度の飲酒や暴食、不要なネットショッピングなどに走ったり、ストレスそのものが睡眠の質を下げたりして、さらに睡眠時間が削られるという悪循環に陥ってしまいます。

繁忙期こそ、なんとしても睡眠と仕事を両立することが不可欠なのです。

ただし、**これが通用するのは普段から睡眠を大切にしている職場だけです。**

繁忙期だけ、急に「睡眠取ってね」などと呼びかけても、「誰のせいで忙しいと思ってるんだ！」とメンバーの反感を買うだけですから。

チーム睡眠の強化

3

繁忙期が終わったら、職場とパソコンの「片付け」をする

――体力とモチベーションを高める「切り替えイベント」

仮眠で回復してパフォーマンスを上げる努力をしていても、繁忙期が続くうちにどうしても体力とモチベーションが落ち、生産性は下がってしまいます。

これまでは頭をすっきりと回復させて新しい仕事に取り組む準備だった仮眠も、ついつい心身のつらさから目をそらし、やりたくない仕事を先送りする手段になってしまいがちです。

そんなマインドのまま繁忙期が終わったら、夜更かしで足りなくなった睡眠を、就業中の仮眠でまかなうといった本末転倒なことさえ起きかねません。

そこでおすすめしたいのは、繁忙期が終わったときに開催する「切り替えイベント」です。

打ち上げや慰労会を連想する方が多いと思いますが、本書のイチオシは「お片付け＋有給推奨」の組み合わせです。

繁忙期は様々な資料や備品がついつい出しっぱなしになり、オフィスが荒れ放題になってしまいます。

またパソコンの中のデータも、デスクトップにファイルやフォルダーがどんどん積み重なってしまうなど、整理が追いつきません。

そこで、繁忙期が終わったタイミングで、部署全体で半日ほどをつぶし、メンバー全員でオフィスを片付け、データをクラウドなどに整理していきます。

片付けそのものも重要なのですが、最大の狙いはチームのモードが切り替わることをメンバーにはっきり伝えることです。

「特別な期間はここまで」と意識付けし、緩んでいたムードをいま一度引き締めることができます。

一人の時間をつくってあげる

お片付けイベントが終わったら、日付を決めてチーム全員に有休取得を推奨しましょう。

以前でしたら飲み会や社員旅行といった手段が使われていたところですが、一人ひとりの個性を大切にする時代ですから、みんなで有休を取り、気分転換の方法はメンバーそれぞれが決められるようにするのが現代風です。

もちろん、職場で趣味が通じ合う仲間がいるならば、一緒にサウナに行くなり、温泉や岩盤浴に行くなりして心身の疲れを取ってもよいと思います。

ただし、ストレスを感じるメンバーがいる可能性も考え、「全員参加」のような形は避けるようにしましょう。

そのようにして、マインドが切り替わり、メンバーの睡眠スタイルが繁忙期前に戻る、「睡眠スイッチ」としての役割もリーダーには求められるのです。

注意点

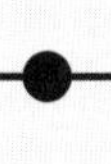

コンプライアンスには細心の注意を

先に少し述べましたが、人がどう眠るかは極めて個人的な問題で、リーダーや会社がその領域に踏み込むことには慎重さが求められます。

仮眠を取りやすい環境をプレゼントし、睡眠の効果を実感してもらうことで質の高い睡眠への関心を呼び起こすのはかまいませんが、「これをやれ」とか「勉強しておけ」などと強制すれば、業務時間外であるメンバーのプライベートを侵食することにつながります。

あなたが親切心から行ったアドバイスであっても、リーダーから聞きたくもない睡眠のスキルを伝えられたメンバーは、半ば「これをやれ」と言われているように感じてしまいます。

ましてや、仕事の効率を上げてもらおうとこの本の「短眠戦略」の章に付箋を貼って部下に手渡すなどということがあったら、(著者としては少しうれしいですが)現代のコンプライアンスに照らせばパワハラそのものです。

大切なのは、何も強制しないことです。

メンバーが自主的に睡眠に興味を持ち、もっと知りたいという欲求が生まれたとき初めて、睡眠のスキルなどについて伝えることが許されます。

睡眠が持つすごいパワーを熟知しているみなさんにとっては隔靴掻痒（かっかそうよう）の感があるかもしれませんが、あなた自身のコンプライアンス意識を疑われないためにも、焦りは絶対に禁物です。

繁忙期にスタートしない

これも先に少しお伝えしましたが、**繁忙期にいきなりチーム睡眠を採り入れるのは絶**

対にやめましょう。

忙しさが募（つの）ると、人の心はささくれ立っていきます。そんな状態では意識の柔軟さが失われてしまい、普段なら受け入れられることも受け入れられなくなります。

忙しくて、睡眠不足で、イライラしているときに上司からアイマスクをプレゼントされたり、「昼休みにみんなで昼寝して回復しよう」と伝えられたりしたら、メンバーはどう感じるでしょうか。

「寝てるヒマなんかないんだよ！」

「昼寝してもっと働けって意味か？」

「余計な仕事を増やすんじゃねぇ！」

などなど、何とも恐ろしい心の声が聞こえてきそうです。

繁忙期に真価を発揮するチーム睡眠ですが、導入は事前に余裕を持って済ませておきましょう。

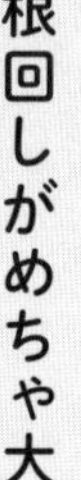

根回しがめちゃ大事

能力が高いリーダーほど、「これが正しい」と確信したら周囲との軋轢を気にせず突き進んでしまいがちです。

自信を持ってチーム睡眠を導入するのはよいのですが、何も知らない人が見ると「昼間から寝てるなんてけしからん」といったとらえ方をされる可能性もあります。

昼寝タイムを実現し、部署の照明を暗くするところまできたら、他の部署や（あなたが経営トップでなければ）上司から、「あのチームはなにをやってるんだ？」と否応なく注目が集まるはずです。

そこで対応を誤ってしまい、周囲や上司の反感を招いたり、部署間で意見が対立したりしたら、せっかくのチーム睡眠に横やりが入り、中止に追い込まれてしまう可能性もあります。

ここで大切なのが、根回しと調整です。

周囲から関心が集まったチャンスを逃さず、チーム睡眠のコンセプトと仮眠による回復効果を説明し、積極的に同意や共感を得るようにしましょう。

できることなら、仮眠タイム中はチームへの電話や訪問を控えてくれるようお願いするとともに、他の部署でも導入するよう勧めていきたいところです。

経済産業省の試算によると、**従業員の睡眠不足を解消することによる生産性向上効果は32万8644円で、運動不足解消（3万4850円）や肥満解消（3万1106円）のおよそ10倍に達します。**

ぜひ、あなたの根回し力をフルに発揮して睡眠改善の輪を部署から部署へ、そして会社全体へと広げ、生産性向上の効果を最大化しましょう。

残業が増えたら「撤退」

大きな効果が期待できるチーム睡眠ですが、あなた一人でやれる戦略ではない以上、メンバーの構成やそのときのチーム状況、外的要因など様々な理由でうまくいかない可能性もあります。

チーム睡眠は、睡眠改善や仮眠による回復効果を活用して生産性を上げる戦略です。もしも仮眠が原因でチームの生産性が下がってしまうようなことがあれば、導入が失敗していると考えられます。

繁忙期はついつい長時間労働になり、時間あたりの仕事の濃度が薄くなってしまいがちです。

この状態からの切り替えがうまくいかず、仮眠を挟んでダラダラと長時間働く習慣が定着してしまうと、せっかく仮眠を取っても生産性は上がりません。

もちろん、どんなに優れた戦略も、すべてのメンバーに響くわけではありませんから、部のメンバーが、いわば仮眠が容認されていることを悪用するような形になることは想定の範囲内です。

ただ、**そのムードがチームに広がってしまい、いたずらに残業時間が延びるような状況になってしまったときは、いったんチーム睡眠から撤退することも選択肢です。**

チーム睡眠が成功するには、リーダーに同調してくれるチーム内のキーパーソン、組織の成熟度、導入が可能な環境などいくつもの要素が必要です。

もし導入に失敗しても、あなたのリーダーシップだけが問題なわけではありません。

諦めず、チャンスを待って捲土重来（けんどちょうらい）を期していただきたいと思います。

おわりに

本書の第1章に、三井さん（仮名）の経験談が登場します。短眠のパワーでトレーナーの資格を取って脱サラに成功し、今は会社を経営している——というお話なのですが、実はあれ、十数年前の私です。

大筋では事実なのですが、内情はそんなに美しい話ではありませんでした。短眠の副作用もあって家庭が崩壊してしまい、周囲との人間関係もうまくいかず、仕事が軌道に乗ってお金は入ってきても幸福感は全く感じられず……と様々なことがあった末に、今の私がいます（今は新しい家族にも恵まれ、幸せです）。

私自身が睡眠の絶大な効果と副作用の両方を体験したこともあって、脱サラの数年後からトレーナーとしての軸足を睡眠に移しました。この間に学んだのは、人には様々なステージがあり、その時々に必要な睡眠は違うということ。そして、眠りが持つ効果と副作用の両方を知り、うまく使いこなすことの大切さです。

現在の私は、繁忙期には短眠を使う一方、普段は快眠で家族や周囲との人間関係を良好に保つなど、様々な睡眠を戦略的に使いこなせるようになりました。私自身が身につけ、さらに多くのビジネスリーダーによって進化させてきた万能スキルを、「睡眠戦略」として一人でも多くのみなさんに活用していただきたいと考えて本書を上梓しました。

睡眠は、お金をかけずに自分自身を大きく変えることができます。仕事のパフォーマンスを上げたいとき、幸福感を増やしたいとき、周囲との人間関係をよくしたいときなど、その時々に最適な睡眠を使えば、人生の楽しさが数倍にもなります。

一方、現代に生きているとあふれる情報に流されてしまったり、ときには自分自身が目を覆い、耳をふさぎたくなるような批判にさらされてしまったりすることもあります。

そんなときも、睡眠の強力な回復効果を使えば、強いストレスや負荷に押しつぶされず、前向きな気持ちで暮らすことができます。

睡眠をコントロールすることは、自分をコントロールすることです。

ストレスから何かに依存したり、不確かな情報に振り回されたりして受動的になってしまうと、幸福感は得られません。睡眠をコントロールし、自分のあり方を能動的に決めることで、常にしっかりとした幸福感を手元に残すことができます。

といったことを、「何をえらそうに」と思われずにお伝えしたくて、私自身の恥ずかしい過去について書かせていただきました。みなさんは私のような思いを味わうことなく、睡眠の果実だけを享受していただきたいと願っています。

結びになって恐縮ですが、本書を監修いただいた小林充典先生、林宏明先生、素晴らしい推薦文を寄せていただいた樺沢紫苑先生に深く感謝申し上げます。
また、素敵なイラストを描いてくれた髙柳浩太郎さん、デザイナーの山之口正和さん、編集協力いただいた上栗崇さん、ＭＡＲＵさん、担当編集の大隅元（げん）編集長。誰一人欠けても本書は完成しませんでした。ありがとうございました！

そして、大切な家族に愛をこめて。

角谷リョウ

著者の紹介

角谷リョウ すみやりょう

NTT ドコモ、サイバーエージェント、損保ジャパンなど 160 社以上、14 万人以上のビジネスパーソンの睡眠改善をサポートしてきた上級睡眠健康指導士。日本睡眠学会学会員、日本認知療法・認知行動療法学会会員、日本サウナ学会学会員。

神戸市役所を退職後、トレーナーとして独立。わずか 3 カ月でキャンセル待ちのスタジオに。フィットネス業界で最も権威ある雑誌で年間最優秀賞を受賞する。「運動」「食事」「睡眠」の改善サポートを行ってきたが、食事や運動の改善とは比較にならないほど、「睡眠の改善」がメンタルやコンディションの回復につながることに気づき、睡眠改善に特化する活動にシフト。認知行動療法や心理学をベースにした独自の睡眠改善メソッドによるサポートを行っており、1 回のセミナー参加で不眠症レベルの受講者の約 70% が「正常範囲」まで改善。4 週間の睡眠改善プログラムにおいては 90% 以上が「正常範囲」にまで改善している。

また本書で紹介しているメソッド（各個人に最適な睡眠を作る「パワースリーププログラム」）によって、経営者やエグゼクティブ 3,000 人以上のパフォーマンス向上を成功させている。

著書に『働くあなたの快眠地図』『働く 50 代の快眠法則』（以上、フォレスト出版）、『エグゼクティブを見せられる体にするトレーナーは密室で何を教えているのか』（ダイヤモンド社）、『鍛えていないと稼げません――身体づくりで生産性をあげよう』（WAVE 出版）がある。

ブックデザイン　山之口正和＋齋藤友貴（OKIKATA）
イラスト　髙柳浩太郎
編集協力　上栗崇
編集　大隅元

一日の休息を最高の成果に変える 睡眠戦略
世界のビジネスエリートが取り入れる「7つの眠り方」

2024年6月3日　第1版第1刷発行

著　者　角谷リョウ
発行者　永田貴之
発行所　株式会社ＰＨＰ研究所
東京本部　〒135-8137　江東区豊洲5-6-52
ビジネス・教養出版部　☎03-3520-9619（編集）
普及部　☎03-3520-9630（販売）
京都本部　〒601-8411　京都市南区西九条北ノ内町11
PHP INTERFACE　https://www.php.co.jp/
組　版　yamano-ue
印刷所
製本所　大日本印刷株式会社

ISBN 978-4-569-85707-7